心胸外科护理

主编 吉慧亮 张 笋 楚飞云

U0341827

郑州大学出版社

图书在版编目(CIP)数据

心胸外科护理 / 吉慧亮,张笋,楚飞云主编. -- 郑州:郑州大学出版社,2024.3

ISBN 978-7-5773-0131-0

Ⅰ.①心…　Ⅱ.①吉…②张…③楚…　Ⅲ.①心脏外科学－护理学②胸腔外科学－护理学　Ⅳ.①R473.6

中国国家版本馆 CIP 数据核字(2024)第 023415 号

心胸外科护理
XINXIONG WAIKE HULI

策划编辑	李龙传		封面设计	苏永生
责任编辑	吕笑娟		版式设计	苏永生
责任校对	张 楠		责任监制	李瑞卿

出版发行	郑州大学出版社		地　址	郑州市大学路40号(450052)
出 版 人	孙保营		网　址	http://www.zzup.cn
经　销	全国新华书店		发行电话	0371-66966070
印　刷	郑州宁昌印务有限公司			
开　本	787 mm×1 092 mm　1 / 16			
印　张	9.75		字　数	192 千字
版　次	2024 年 3 月第 1 版		印　次	2024 年 3 月第 1 次印刷

书　号	ISBN 978-7-5773-0131-0		定　价	59.00 元

作者名单

主　　编　吉慧亮　张　笋　楚飞云

副 主 编　王亚杰　侯玉敏　翟世柳

编　　委　（按姓氏拼音排序）

但汉君　高　梦　姜海贞

金丽君　李华平　刘　剑

罗运成　宋娟娟　宋云丽

王新钊　邢瑞敏　熊　健

张　聚　张优雅　赵光辉

邹巧玲

前　言

随着医学技术的不断发展和进步,心胸外科护理也迎来了更多的挑战和机遇,护理人员不仅需要具备基础的护理知识,更需要有专科的护理知识和操作技能。心胸外科护理中有效的护理干预在手术前、中、后所起到的作用不容忽视,不仅能帮助患者做好术前准备,提供术后的专业护理,还能在心理上给予患者支持和鼓励,使其积极配合治疗,提高治愈的信心,对于提高患者的治疗效果和生活质量具有至关重要的作用。

本书共分三章,包括外科基础护理、胸外科疾病护理常规、心脏大血管外科疾病护理常规,对外科基础护理以及专科护理进行了详细阐述。本书始终贯彻实用性的宗旨,理论与实践相结合,满足临床实际工作的需要,使临床一线护理人员能够更好地掌握有关心胸外科护理相关知识,便于护理人员更加专业地实施护理工作,为专科护士的学习提供便利。

本书编者致力于帮助护理人员以扎实的基础、精湛的技艺创造生命的奇迹,但由于编者水平有限,疏漏和不足之处在所难免,敬请各位读者不吝指教,提出宝贵意见。

吉慧亮

2023 年 11 月

目　录

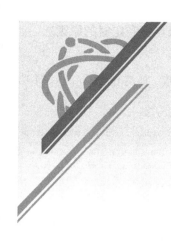

第一章
外科基础护理

第一节　水、电解质紊乱

一、等渗性缺水

等渗性缺水是指水和钠成比例丧失,血清钠和细胞外液渗透压维持在正常范围。

【评估要点】

1. 监测实验室检查指标

血电解质、肾功能和动脉血气分析(ABG)。

2. 了解等渗性缺水的原因

有无消化液的急性丧失,如大量呕吐、肠外瘘等;有无体液丧失,如急性腹膜炎、肠梗阻、大面积烧伤早期等。

3. 症状和体征

有无皮肤弹性下降;口腔内颊黏膜或齿龈线区出现干燥;有无心血管系统症状和体征,如心率加快、脉搏细速、血压不稳或降低;有无神经系统症状和体征,如意识改变、乏力、神志淡漠;出入量的变化;中心静脉压是否低于正常值等。

【护理措施】

1. 维持充足的体液量

(1)去除病因:积极处理原发疾病,以减少体液的丢失。

（2）实施体液疗法：遵医嘱及时补液，补液时严格遵循定量、定性和定时的原则。

（3）遵医嘱准确记录 24 h 出入量。

（4）疗效观察：精神状态；缺水征象；生命体征；血、尿常规，血清电解质，肝、肾功能，中心静脉压的改变。

2. 减少受伤的危险

（1）监测血压：以免在改变体位时发生眩晕而跌倒。

（2）定时翻身：经常变换体位，保持皮肤完整。

（3）加强安全防护措施：如使用防护栏、约束带等。

二、低渗性缺水

低渗性缺水是指水和钠同时丢失，但失钠多于失水，血清钠低于 135 mmol/L，细胞外液呈低渗状态。

【评估要点】

1. 监测实验室检查指标

电解质、肾功能和动脉血气分析（ABG）。

2. 了解低血钠的原因

有无胃肠道消化液持续性丧失的情况，如反复呕吐、慢性肠梗阻等；有无大创面慢性渗液的情况；有无肾脏排水、排钠过多而补钠不足的情况。

3. 有无体液过多/潴留的征兆

如肺部湿啰音、中心静脉压升高、肺毛细血管/动脉血压升高、组织水肿、颈静脉怒张、腹水等。

4. 症状和体征

有无消化系统症状和体征，如厌食、恶心、呕吐、腹泻、腹部疼挛等；有无心血管系统症状和体征，如皮肤湿冷、脉搏细速、血压下降、脉压缩小等；有无神经/肌肉系统症状和体征，如颅内压升高、头痛、倦怠、意识不清、昏迷、痉挛、肌肉无力或反射过度等。

【护理措施】

（1）监测患者生命体征，必要时监测中心静脉压（CVP）、平均动脉压（MAP）、肺动脉压(PAP)及肺毛细血管楔压(PCWP)。

（2）监测患者体重变化。

（3）遵医嘱补钠,避免快速或过度纠正低血钠。

（4）鼓励患者摄取含钠高的食物,适当地限制水分的摄取。

（5）遵医嘱记录24 h出入量。

（6）定时翻身,经常变换体位,保持皮肤完整。

三、高渗性缺水

高渗性缺水是指水和钠同时丢失,但缺水多于缺钠,故血清钠高于正常范围,细胞外液呈高渗状态。

【评估要点】

1.监测实验室检查指标

血电解质、肾功能和动脉血气分析(ABG)。

2.了解高血钠的原因

有无水分摄入不足的情况,如禁食禁饮、危重患者补液不足等;有无水分丧失过多的情况,如腹泻、大量出汗、烧伤暴露疗法、糖尿病昏迷等。

3.症状和体征

有无脱水的征兆,如出汗减少、尿量减少、皮肤弹性降低或黏膜干燥等;有无心血管系统症状和体征,如心动过速或直立性低血压等;有无神经/肌肉系统症状和体征,如昏睡、疲惫、抽搐、昏迷、肌肉强直、震颤及过度反射等。

【护理措施】

（1）监测患者生命体征,必要时监测中心静脉压(CVP)、平均动脉压(MAP)、肺动脉压(PAP)及肺毛细血管楔压(PCWP)。

（2）监测患者体重变化。

（3）遵医嘱经静脉、消化道补液,避免快速纠正高血钠。

（4）避免使用含钠高的药物,如碳酸氢钠、高渗盐水等。

（5）限制钠盐,避免含钠丰富的食物及药物,如罐头食品及某些制酸剂等,保持口腔清洁。

(6)遵医嘱记录24 h出入量。

(7)定时翻身,经常变换体位,保持皮肤完整。

四、低钾血症

低钾血症是指血清钾浓度低于3.5 mmol/L。

【评估要点】

1.监测实验室检查指标

血电解质、肾功能和动脉血气分析(ABG)。

2.了解低血钾的原因

有无体内钾离子分布异常的情况,如碱中毒等;有无血清钾离子摄入减少的情况,如长期禁食或厌食、偏食等;有无钾离子排出增多的情况,如肾功能不全多尿期、长期或大量使用利尿剂、呕吐、腹泻、持续胃肠减压等;有无体液稀释的情况,如给予低渗溶液以及水潴留等。

3.症状和体征

有无神经系统症状和体征,如肌无力、意识改变、嗜睡、淡漠等;有无心血管系统症状和体征,如T波较宽、双向或倒置,ST段降低,出现U波,心率加快及脉搏细弱等;有无泌尿系统症状和体征,如反常性酸性尿、尿液渗透压减低、夜尿症、多尿及口渴等;有无消化系统症状和体征,如厌食、恶心、呕吐、胃肠道痉挛、便秘及麻痹性肠梗阻等;有无呼吸系统症状和体征,如换气减少、呼吸无力等,以及氧分压降低。呼吸肌疲劳等呼吸衰竭的症状和体征。

【护理措施】

(1)心电监护。

(2)遵医嘱补钾,尽量选择中心静脉,合并代谢性酸中毒时先补钾后纠酸。补钾原则:①补钾速度不宜过快,一般限制10~20 mmol/h;②浓度不宜过高,一般不超过40 mmol/L;③尿量在30~40 mL/h或500 mL/d以上才能补钾;④剂量不宜过大,一般限制在80~100 mmol/d。

（3）避免摄入碱性物质,如静脉输注碳酸氢钠或口服制酸剂等。

（4）鼓励患者进食含钾丰富的食物,如马铃薯、南瓜、香蕉、橙子等。

（5）遵医嘱记录 24 h 出入量。

五、高钾血症

高钾血症是指血清钾浓度高于 5.5 mmol/L。

【评估要点】

1. 监测实验室检查指标

血电解质、肾功能和动脉血气分析（ABG）。

2. 了解高血钾的原因

有无体内钾离子分布异常的情况,如酸中毒、输注精氨酸等;有无进入体内的血清钾离子增多的情况,如输入大量库存血、服用含钾药物、组织损伤等;有无钾离子排出减少的情况,如肾功能衰竭、盐皮质激素不足等。

3. 症状和体征

有无神经系统症状和体征,如肌肉酸痛疲乏感及感觉异常等;有无心血管系统症状和体征,如心律不齐、心率减慢、T 波高尖、P-R 间期延长等。

【护理措施】

（1）立即停止摄入一切含钾药物和食物。

（2）心电监护。

（3）遵医嘱使用降低血清钾浓度的药物,如 50% 葡萄糖及胰岛素、碳酸氢钠、葡萄糖酸钙、呋塞米等,避免使用阻止钾离子排泄的药物,如螺内酯等。

（4）若患者必须输血,则使用最新鲜的血液制品。

（5）遵医嘱记录 24 h 出入量。

（6）协助医生做好透析治疗的准备。

六、低钙血症

低钙血症是指血清钙浓度低于 2.25 mmol/L。

【评估要点】

1. 监测实验室检查指标

血电解质及肾功能。

2. 了解低血钙的原因

如急性胰腺炎、坏死性筋膜炎、肾衰竭、胰瘘、小肠瘘、甲状旁腺受损等。

3. 症状和体征

有无神经/肌肉系统症状和体征,如肌肉抽搐、强直、痉挛、深部肌腱反射改变等;有无消化系统症状和体征,如恶心、呕吐、便秘等;有无心血管系统症状和体征,如心率减慢、Q-T间期延长等;有无中枢神经系统症状和体征,如人格改变、焦虑、躁动、抑郁症、精神病等。

【护理措施】

(1)遵医嘱补充钙盐,如碳酸钙、氯化钙、葡萄糖酸钙等。避免使用可能降低血清钙离子的药物,如碳酸氢钠等。

(2)鼓励患者摄取含钙丰富的食物,如乳制品、海鲜、钙片等,适当补充维生素 D。

(3)疼痛时提供缓解疼痛的措施。

(4)遵医嘱记录 24 h 出入量。

(5)低钙血症致急性喉头痉挛及强直性痉挛者,必要时给予紧急呼吸道处理。

(6)告知患者及家属低钙血症治疗的相关知识。

七、高钙血症

高钙血症是指血清钙浓度高于 2.75 mmol/L。

【评估要点】

1. 监测实验室检查指标

血电解质及肾功能。

2. 了解高血钙的原因

如严重脱水、肾衰竭、甲状旁腺功能亢进症、骨转移癌等。

3.症状和体征

有无消化系统症状和体征,如厌食、恶心、呕吐、腹痛、便秘等;有无神经/肌肉系统症状和体征,如疲乏无力、肌肉痛、肌张力减弱等;有无心血管系统症状和体征,如 ST 段及 Q-T 间期缩短、P-R 间期延长、T 波高尖、高血压及心跳停止等;有无中枢神经系统症状和体征,如头痛、记忆力丧失、昏睡、昏迷或抑郁等;有无由于钙质沉积而导致肾结石的征象。

【护理措施】

(1)遵医嘱补液及使用降钙药物,如磷酸盐、呋塞米及促肾上腺皮质激素等;避免使用阻止肾排泄钙的药物,如碳酸锂等;避免使用促进肠道吸收钙的药物,如维生素 D 制剂等。

(2)限制钙的摄取,如乳制品、海鲜、钙片等。鼓励患者多摄取维生素 C 以酸化尿液及减少结石的形成。

(3)遵医嘱记录 24 h 出入量。

(4)告知患者及家属高血钙治疗的相关知识。

第二节　酸碱平衡失调

一、代谢性酸中毒

代谢性酸中毒是因体内酸性物质积聚或产生过多,或 HCO_3^- 丢失过多所致。

【评估要点】

1.监测实验室检查指标

动脉血气分析、肾功能和血电解质。

2.了解代谢性酸中毒的原因

有无腹泻、肠瘘等胃肠道碳酸盐流失的情况;有无肾衰竭、糖尿病酮症酸中毒、组织缺氧、饥饿等致非挥发性酸积累的情况;有无酸性物质摄入过多的情况。

3. 监测病情变化

监测意识、精神状态、呼吸型态、呼吸频率、心率、经皮血氧饱和度（SpO_2）。

4. 症状和体征

有无代谢性酸中毒引起的电解质紊乱，如低钠血症、高钾或低钾血症、低钙血症、低磷血症和低钾血症等；有无代谢性酸中毒引起的中枢神经系统、呼吸系统以及消化系统症状和体征。

【护理措施】

（1）保持呼吸道通畅。

（2）减少氧气的消耗量，如促进舒适、控制发热和减少焦虑等，必要时卧床休息。

（3）遵医嘱补液及使用碳酸氢钠等碱性药物，合并低钾血症时先补钾后纠正酸中毒。

（4）鼓励低碳水化合物饮食以减少 CO_2 的产生，保持口腔清洁。

（5）遵医嘱记录 24 h 出入量。

二、代谢性碱中毒

代谢性碱中毒是因体内酸丢失或 HCO_3^- 增多所致。

【评估要点】

1. 监测实验室检查指标

动脉血气分析（ABG）、肾功能和血电解质。

2. 了解代谢性碱中毒的原因

有无幽门、十二指肠梗阻和呕吐、腹泻、胃肠减压等胃肠道流失酸的情况；有无先天性醛固酮增多症、长期使用利尿剂、先天性肾上腺皮质增生或肿瘤等肾脏流失酸的情况；有无低钾血症、低氯血症等电解质不平衡的情况；有无碱性物质摄入过多的情况。

3. 监测病情变化

监测意识、精神状态、呼吸型态、呼吸频率、心率、SpO_2 等。

4. 症状和体征

有无代谢性碱中毒引起的神经/肌肉症状和体征，如意识不清、昏迷、抽搐、强直性痉挛及反射过度等;有无呼吸系统症状和体征,如支气管痉挛、换气不足等;有无心血管系统症状和体征,如心律不齐、心率减慢等;有无消化系统症状和体征,如恶心、呕吐、腹泻等。

【护理措施】

(1)遵医嘱补液,使用盐酸精氨酸等酸性药物和纠正低钾、低氯血症。

(2)避免给予含碱的物质,如静脉输入碳酸氢钠、口服或由鼻胃管给予制酸剂等。

(3)鼓励患者高碳水化合物饮食,保持口腔清洁。

(4)遵医嘱记录 24 h 出入量。

三、呼吸性酸中毒

呼吸性酸中毒是指肺泡通气及换气功能减弱,不能充分排出体内生成的 CO_2 致血液中 $PaCO_2$ 增高引起的高碳酸血症。

【评估要点】

1. 监测实验室检查指标

动脉血气分析和血电解质。

2. 了解呼吸性酸中毒的原因

如喉或支气管痉挛、肺气肿、慢性阻塞性肺疾病等。

3. 监测病情变化

监测意识、精神状态、呼吸型态、呼吸频率、心率、辅助呼吸机的使用及盗汗等情况;监测慢性呼吸性酸中毒的征象,如桶状胸、杵状指、噘嘴式呼吸、辅助呼吸机的使用等;评估胃肠道功能。

4. 症状和体征

有无呼吸衰竭的征象,如胸闷、气短、PaO_2、SpO_2 下降等;有无神经系统症状和体征,如意识不清、头痛等。

【护理措施】

(1)协助患者半卧位或床头抬高,促进换气。

（2）保持患者呼吸道通畅,协助翻身叩背,必要时吸痰。

（3）遵医嘱持续低流量吸氧,必要时机械通气。

（4）遵医嘱给予患者低碳水化合物、高脂饮食,以减少 CO_2 的产生,保持口腔清洁。

（5）保证充分休息,集中护理操作,限制探视。

（6）指导患者有效深呼吸,以排出体内过多的 CO_2。

四、呼吸性碱中毒

呼吸性碱中毒是指由于肺泡通气过度,体内 CO_2 排出过多致 $PaCO_2$ 降低引起的低碳酸血症。

【评估要点】

1．监测实验室检查指标

动脉血气分析和血电解质。

2．了解呼吸性碱中毒的原因

如 $PaCO_2$ 过低、中枢神经受损、新陈代谢过度、疼痛和压力过大等。

3．监测病情变化

监测意识、精神状态、呼吸型态、呼吸频率,以及有无胸闷、气短、$PaCO_2$ 降低、SpO_2 下降等呼吸衰竭的征象。

4．症状和体征

有无呼吸性碱中毒引起的神经/肌肉病变,如感觉异常、强直和痉挛等;有无呼吸性碱中毒所引起的心肺并发症,如心律不齐、心率减慢、过度换气等。

【护理措施】

（1）保持患者呼吸道通畅。

（2）遵医嘱面罩给氧,必要时机械通气。

（3）使用人工呼吸机者,遵医嘱适当给予镇静剂、止痛剂或神经肌肉阻断剂。监测人工呼吸机的参数设定。

（4）减少易致过度换气的因素。

（5）遵医嘱给予高碳水化合物、低脂饮食,保持口腔清洁。

（6）遵医嘱记录 24 h 出入量。

（7）保证充分休息,集中护理操作,限制探视。

（8）癔症患者行暗示疗法。

第三节　出血

出血是血液自血管或心脏外流。外出的血液进入组织间隙或体腔内,称内出血,流出体表外,称外出血。

【评估要点】

1. 监测相关指标

血常规、中心静脉压(CVP)、动脉血气分析。

2. 了解引起出血的原因

有无呕血和黑便;有无凝血功能障碍;有无引起出血的原发病。

3. 症状和体征

有无消化系统的症状和体征,如腹痛、呕血、黑便;有无神经系统的症状和体征,如头痛、眩晕、平衡障碍、失语症;有无循环系统的症状和体征,如贫血、心悸、出冷汗、面色苍白、血压下降。

【护理措施】

（1）监测患者生命体征。

（2）建立静脉通路,快速输入液体,尽快补充血容量。

（3）镇静,安定患者情绪,消除紧张恐惧心理,协助患者摆好体位,去枕平卧,头偏向一侧,防止血液进入呼吸道引起窒息。

（4）给予氧气吸入,同时做好保暖措施。

（5）交叉配血、备血,及早输入足量全血。

（6）严密观察患者生命体征,呕血、便血量并做好记录。

（7）食管-胃底静脉曲张破裂出血者用三腔双囊管或镜下止血。

（8）大量反复出血的患者,及时采取手术治疗。

第四节　休克

休克是机体受到强烈的致病因素侵袭后,导致有效循环血量锐减,组织血液灌流不足引起的以微循环障碍、代谢障碍和细胞受损为特征的病理性综合征,是严重的全身性应激反应。

【评估要点】

1. 监测相关指标

血清电解质、动脉血气分析、动脉血乳酸盐、DIC 的相关指标、中心静脉压(CVP)、肺毛细血管楔压(PCWP)、心排血量(CO)和心脏指数(CI)。

2. 了解引起休克的原因

有无腹痛和发热;有无因严重烧伤、损伤或感染引起的大量失血和失液;患者受伤或发病后的救治情况。

3. 症状和体征

有无神经系统的症状和体征,如兴奋、烦躁不安、表情淡漠、意识模糊、反应迟钝、昏迷;有无生命体征的改变,如收缩压低于 90 mmHg,脉压小于 20 mmHg,脉率增快、脉细弱,休克指数>0.1,呼吸急促、变浅、不规则,体温偏低或高热;有无外周循环症状和体征,如皮肤和口唇黏膜苍白、发绀、四肢湿冷或皮肤干燥湿红、手足温暖;有无肾功能改变,如尿量减少、尿比重增加;有无骨骼肌和皮肤、软组织损伤;有无局部出血及出血量;腹部损伤者有无腹膜刺激征和移动性浊音;后穹隆穿刺有无抽出不凝血液。

【护理措施】

(1)补充血容量,恢复有效循环血量,迅速建立 1~2 条静脉通路;合理补液,先晶后胶;准确记录出入量;严密观察病情变化。

(2)改善组织灌注:协助患者摆放休克体位(头和躯干抬高 20°~30°,下肢抬高 15°~20°);遵医嘱应用血管活性药物。

(3)增强心肌功能:遵医嘱给予增强心肌的药物,观察心率变化及药物的不良反应。

(4)保持呼吸道通畅:观察呼吸型态,监测动脉血气,了解缺氧程度;避免误吸窒息。

（5）调节体温：密切观察体温变化；保暖，同时防止烫伤；高热患者给予物理降温或药物降温。

（6）预防意外：对烦躁或意识不清患者，应加床旁护栏，必要时四肢以约束带固定。

第五节　疼痛

疼痛是组织损伤或潜在组织损伤引起的不愉快感觉和情感体验。

【评估要点】

1. 疼痛评估的内容

（1）评估病史及引起疼痛的原因。

（2）评估疼痛的部位、持续的时间、频率、程度、加重和缓解的因素等。

（3）已采用过的减轻疼痛的措施，用药的情况及目前的疗效。

（4）疼痛对患者的影响，如对心血管、呼吸等系统的影响，对情绪、活动和睡眠的影响等。

（5）评估镇痛的效果，观察药物不良反应。

2. 疼痛评估的方法

（1）数字分级法（numeric rating scale，NRS）：该方法用 0~10 的数字表示疼痛的强度，0 为无痛，1~3 为轻度疼痛，4~6 为中度疼痛，7~9 为重度疼痛，10 为剧痛。询问患者疼痛程度，让患者自己选出在过去一段时间内一个最能代表疼痛强度的数字，此方法目前在临床上较为通用，但不能用于没有数字概念的患儿。

（2）Wong-baker 面部表情评估法（Wong-balker faces pain scale，FPs）：用从快乐到悲伤及哭泣的 6 个不同表现的面部表情代表疼痛，简单易懂，直观真实，没有文化背景的要求，适用于语言障碍、文化程度较低者及儿童和老年患者，但需要观察者仔细辨识。

（3）语言描述评分法（verbal descriptor scale，VDs）：醒目，便于理解，对文化程度低或不识字的人难于应用。疼痛状况描述如下。

1）无痛：0 分。

2）轻度疼痛：1~3 分。

1 分，安静平卧时不痛，翻身、咳嗽时疼痛。

2 分,咳嗽疼痛,深呼吸不痛。

3 分,安静平卧不痛,咳嗽、深呼吸时疼痛。

3)中度疼痛:4～6 分。

4 分,安静平卧时间断疼痛(开始影响生活质量)。

5 分,安静平卧时持续疼痛。

6 分,安静平卧时疼痛较重。

4)重度疼痛:7～10 分。

7 分,疼痛较重、翻转不安、疲乏(无法入睡)。

8 分,持续疼痛难忍,全身大汗。

9 分,剧烈疼痛,无法忍受。

10 分,最疼痛,生不如死。

【护理措施】

1. 疼痛的一般护理方法

(1)减少或消除引起疼痛的原因:首先应设法减少或消除引起疼痛的原因,避免引起疼痛的诱因,如外伤所致的疼痛,应给予止血、包扎、固定、处理伤口等措施。

(2)情感支持疗法:为患者创造轻松、安静的环境,尊重患者人格,认真倾听患者的主诉,用安慰性的语言鼓励患者,给予关心和支持。协助患者进行日常活动,鼓励亲人陪伴,减轻其焦虑、恐惧等心理,可提高痛阈,以达到减轻疼痛的目的。

(3)松弛疗法:又称松弛训练,是指通过一定的肌肉松弛训练程序,有意识地控制自身的生理心理活动,降低唤醒水平,改善躯体及心理功能紊乱状态,达到治疗疾病的目的。常用的放松训练方法包括渐进性肌肉松弛方法、引导想象、沉思以及由其演变而来的生物反馈放松训练等。

(4)音乐疗法:音乐疗法可用于急性、慢性疼痛,对于轻、中度疼痛具有明显的缓解作用。通过音乐对下丘脑、边缘系统及脑干网状结构的直接影响刺激脑垂体分泌并释放内啡肽,从而使患者在疼痛程度可接受的前提下,进一步缓解和减轻疼痛。

(5)积极采取促进患者舒适的措施:帮助患者寻找保持最佳舒适状态的方式,提供舒适整洁的床单位、适宜的室内温湿度、良好的采光和通风设备等都是促进舒适的必要条件。另外,协助患者采取舒适的体位,各项护理活动前给予耐心地解释等,促进患者身心舒适,从而有利于减轻病痛。

(6)转移注意力:组织患者参加感兴趣的活动,使其思想集中于快乐的刺激,而不是注意疼痛和负面的情感,但只转移注意力没有持续的减轻疼痛的效果,只能短时间抑制疼痛的感觉。

2.疼痛的物理治疗方法

(1)冷疗:冷疗可阻滞神经传导,具有镇静、麻醉的作用,同时使局部周围血管收缩,减少周围血流量,改变血管通透性,降低组织代谢,使局部组织需氧量减少,肌肉的收缩期、舒张期及潜伏期延长,降低肌张力及肌肉收缩与舒张的速度,使肌肉的电兴奋性减弱,因而具有解痉作用。

(2)热疗:用热疗可改善血液循环,一方面加速组胺等致痛物质的排出,另一方面消除水肿,解除对局部神经末梢的压迫,可降低感觉神经的兴奋性,提高疼痛阈值,亦可以增加肌肉、肌腱和韧带组织的伸展性,解除肌肉痉挛和关节强直,从而达到缓解疼痛的目的。

(3)神经电刺激疗法:借助放置在身体相应部位的电极板,将低频率或高频率脉冲电流通过皮肤刺激神经,达到提高痛阈来缓解疼痛的目的。

3.疼痛的药物治疗观察及护理

(1)常用镇痛药物有以下几种,在使用任何一种药物之前,请参阅其使用说明书。

1)对乙酰氨基酚:可抑制中枢神经系统合成前列腺素,产生解热镇痛作用,不良反应小,过量可引起肝损害,主要用于轻、中度疼痛。

2)非甾体镇痛药:可分为传统非选择性和选择性抑制剂。用于轻、中度疼痛或重度疼痛的协同治疗。非选择性非甾体镇痛药物有芬必得、双氯芬酸、布洛芬、扶他林、氟比洛芬酯等。选择性非甾体镇痛药有塞来昔布、帕瑞昔布。

3)阿片类镇痛药:主要通过作用于中枢或外周的阿片类受体发挥镇痛作用,包括可待因、曲马多、羟考酮、哌替啶、吗啡、芬太尼等。阿片类镇痛药最常见的不良反应包括恶心、呕吐、便秘、嗜睡及过度镇静、呼吸抑制等。阿片类镇痛药用于治疗慢性疼痛时,应及时监测患者疼痛程度,以调整其剂量,避免药物依赖。

4)封闭疗法:是将一定浓度和数量的类固醇激素注射液和局部麻醉药混合注射到病变区城。临床应用类固醇激素主要是利用其抗炎作用。局部麻醉常用药物为利多卡因、普鲁卡因和罗哌卡因等。

5)辅助药物:包括镇静药、抗抑郁药、抗焦虑药或肌松药等。

(2)常见镇痛药物不良反应及护理措施如下。

1)便秘:与镇痛药物抑制肠蠕动,患者饮食习惯改变、活动减少有关。护理措施包括:增加水分和高纤维素食物的摄入,鼓动患者多饮水;适当加强活动;养成良好的排便习惯,如有便意应立即排便;对已发生的便秘,可根据严重程度,遵医嘱采取相应的措施。

2)恶心、呕吐:为患者提供安静、舒适、光线适宜的环境。轻度恶心可采用甲氧氯普胺进行治疗;重度恶心、呕吐可根据患者的情况采用其他止吐药物治疗。

3)嗜睡:患者多在疼痛得到缓解后出现嗜睡,症状多可自行消失。护理人员应注意评估患者嗜睡持续的时间,如持续时间过长应通知医生,及早发现有无导致嗜睡的其他原因,积极配合医生进行处理。

4)眩晕:对于眩晕患者,应注意保护患者的安全,避免发生跌倒。对轻度眩晕者,护士协助其在原地休息后可缓解。对中度眩晕的患者,应减少镇痛药物的剂量,并采用药物进行对症治疗。

5)皮肤瘙痒:积极配合医生寻找皮肤瘙痒的原因。注意皮肤的护理,避免抓挠,根据医嘱停药或使用局部外用药物,鼓励患者多饮水。

6)呼吸抑制:在使用镇痛药物前后对患者做出正确的评估。用药时考虑到患者的年龄、肝肾功能,对老年、肝肾功能差的患者,注意减少剂量,并严格遵循药物的使用方法。发生呼吸抑制,立即给予吸氧,必要时予以人工呼吸气囊辅助呼吸或气管插管,并给予纳洛酮静脉注射。如症状未缓解,请麻醉科协助处理,积极配合医生给予抢救。

7)躯体依赖性:为长期服用阿片类药物后产生,表现为药物耐受和突然中断用药时出现戒断症状。疼痛患者对阿片类药物产生躯体依赖性是患者正常反应,不影响继续合理使用阿片类镇痛药。

4.健康教育

(1)指导患者准确描述疼痛的性质、部位、持续的时间、规律,并指导其选择适合自身的疼痛评估工具,正确评估疼痛的程度,告知患者出现疼痛及镇痛药物不良反应时,应及时向医护人员汇报,以便及时处理。

(2)教会患者掌握非药物镇痛方法的具体措施,如音乐疗法、松弛疗法、冷疗法、温热疗法等。指导患者正确服用镇痛药物,讲解药物镇痛的作用及不良反应。

(3)有针对性地强化疼痛相关知识的教育。让不愿意报告疼痛、担心药物成瘾的患者解除疑惑和担忧,使患者和家属配合疼痛评估及治疗,将疼痛教育工作贯穿患者住院的始终。

第六节　麻醉

麻醉是指用药物或其他方法使患者的整体或局部暂时失去感觉,以达到无痛的目的,保证患者生命安全,为手术治疗或其他医疗检查治疗提供条件。根据麻醉作用部位和所用药物的不同,临床麻醉分类包括全身麻醉、椎管内麻醉、局部麻醉和基础麻醉。麻醉护理学是麻醉学和护理学相结合的交叉学科,是研究围麻醉期为患者提供优质护理服务,使患者在围麻醉期处于最佳状态的一门学科。

一、全身麻醉

全身麻醉简称全麻,是指麻醉药经呼吸道吸入或静脉、肌内注射,产生中枢神经系统的暂时抑制,患者意识和痛觉暂时消失、反射活动减弱、肌肉松弛的一种麻醉方法。它包括吸入麻醉和静脉麻醉。用于大型手术或不能使用局部麻醉药的患者,满足手术的需要,保障患者生命安全。

【评估要点】

1. 麻醉前评估

(1)一般情况:如年龄、性别、职业、吸烟、嗜酒等。了解过敏史、家族史、手术史、麻醉史、麻醉方式、用药史,有无药物不良反应,了解药名、药量;有无长期服用安眠药、抗凝药、降压药及麻醉药品成瘾史;有无中枢神经系统、心血管系统和呼吸系统等病史;有无肌营养不良等遗传病史。

(2)全身情况:观察意识和精神状态;有无发热、皮肤黏膜出血、脱水、体重减轻及水肿等征象;心肺功能评估;测定生命体征及 SpO_2 基础值,为麻醉恢复指标提供依据。

(3)心理社会状况:患者是否存在焦虑或恐惧等不良情绪,心理反应的强度及性质。

2. 麻醉后评估

(1)专科情况:患者的意识是否恢复,血压、心率、体温和感觉是否正常,有无麻醉后并发症征象等。

(2)心理社会状况:患者对麻醉和术后不适的认识及情绪反应,家庭和单位对患者的支持程度等。

【护理措施】

1. 麻醉后护理

(1)一般护理:常规吸氧,麻醉未醒患者平卧位,头偏向一侧,及时清除、口鼻腔分泌物或呕吐物,保持呼吸道通畅,防止发生呼吸道阻塞。

(2)病情观察:专人护理,观察胸廓起伏、呼吸频率、SpO_2 等呼吸系统的变化;血压、心电图、中心静脉压等循环系统的变化;观察肾功能、神经肌肉、体温及神志的变化;维持液体和电解质平衡。

(3)注意保暖:术后注意监测体温,出现低体温应及时处理。

(4)防止损伤:麻醉苏醒期部分患者会产生幻觉或不安,苏醒不全容易躁动,应注意安全护理,必要时遵医嘱使用约束带,防止发生坠床、脱管等意外事件。

(5)管路护理:保持静脉输液及引流管通畅,妥善固定,防止各种管路滑脱。

(6)疼痛护理:采用 NRS 评分,对轻度疼痛患者,给予舒适体位、安慰、触摸、音乐疗法等护理措施。对中、重度疼痛患者遵医嘱给予镇痛治疗,观察镇痛药的效果及不良反应。

(7)心理护理:根据患者麻醉和手术的具体情况,做好解释工作,避免各种不良刺激,有针对性地进行心理疏导,创造安静、舒适的病区环境。

2. 并发症的观察与护理

(1)呼吸系统并发症:常见以下 5 种。

1)舌后坠:术后患者打鼾,肋间和锁骨上窝向内凹陷,听诊无呼吸音。一旦出现,立即将患者头偏向一侧,病情允许的情况下侧卧位;如变换体位不能缓解,应采用头后仰托下颌法和提颏法开放呼吸道;放置鼻咽通气管或口咽通气管;必要时行气管插管。

2)喉痉挛:患者出现三凹征、喘鸣音,应停止任何刺激,清除口咽部刺激物,简易呼吸器加压给氧,开放呼吸道,必要时加深麻醉,使用肌松剂并行气管插管。

3)支气管痉挛:出现呼吸困难,听诊两肺布满哮鸣音,有时伴有 SpO_2 的下降。应及时清理呼吸道,对由药物诱发的变态反应性支气管痉挛,立即停止使用,遵医嘱给予类固醇药物、解痉平喘等药物并观察疗效。

4)急性肺不张:一侧或双侧肺部呼吸音减弱,SpO_2 下降。定时清理呼吸道分泌物;湿化氧气吸入,嘱患者定时深吸气、咳嗽、体位引流可以减轻或减少并发症。

5）急性肺栓塞:是脱落的血栓或其他物质阻塞肺动脉或其他分支的病理过程。临床表现为呼吸困难、剧烈胸痛、咯血、发热等症状,可有胸部干、湿啰音及休克、发绀等表现。密切监测生命体征,积极建立循环、呼吸支持,以纠正低氧血症为主,适当扩容,有助于预防并发症的发生。

（2）循环系统并发症:常见以下 3 种。

1）高血压:指麻醉期间收缩压增高超过基础值的 30% 或高于 160 mmHg。当血压突然升高到一定程度时会出现剧烈头痛、呕吐、心悸、眩晕等症状,严重时会发生神志不清、抽搐,多会在短期内发生严重的心、脑、肾等器官的损害和病变,如脑卒中、心肌梗死、肾衰竭等。一旦发生,应密切观察患者血压并及时通知医生,遵医嘱给予降压药物。

2）低血压:指麻醉期间收缩压下降超过基础值的 30% 或绝对值低于 80 mmHg。常表现为头晕、黑矇、肢软、冷汗、心悸、少尿等症状,严重者表现为晕厥或休克。如出现上述情况应密切观察患者的意识、血压、脉搏、尿量、切口渗血及引流量等变化,如有异常,及时通知医师,遵医嘱补充血容量、止血。

3）心律失常:临床表现主要取决于心律失常的性质、类型、心功能及对血流动力学影响的程度。如轻度的窦性心动过速、窦性心律不齐、偶发的房性期前收缩、一度房室传导阻滞等对血流动力学影响甚小,故无明显的临床表现。较严重的心律失常,如病态窦房结综合征、快速心房颤动、阵发性室上性心动过速、持续性室性心动过速等,可引起心悸、胸闷、头晕、低血压、出汗,严重者可出现晕厥、阿-斯综合征,甚至猝死。因此,要严密观察患者临床表现及监护仪心率及节律的变化,及时通知医生,必要时抗心律失常治疗。

（3）恶心、呕吐:恶心患者表现为上腹部特殊不适感,常伴有头晕、流涎、脉缓、血压降低等迷走神经兴奋症状。一旦出现应立即将患者头偏向一侧,防止发生吸入性肺炎或窒息;协助患者取舒适体位;观察患者出现恶心、呕吐的时间及呕吐物的量、色、性质并做好记录;纠正低血压、低血容量、缺氧和疼痛,以缓解呕吐。

（4）低体温:为了预防术后患者出现低体温,针对发生的原因,需要采取综合护理措施。术中冲洗伤口时用同体温的温盐水冲洗,可减少体热的丢失;输血、输液加温;麻醉时加热、湿化气体,减少气管内散热;术后提高恢复室的温度,保持温度在 23 ~ 25 ℃;给予加盖温暖棉被,应用空气保温毯、暖风机间接强力通风,积极保暖。

（5）恶性高热:一旦考虑为急性高热时,应立即终止吸入麻醉药,并用高流量氧气进行过度通气,尽快完成手术,同时寻求帮助;尽早静脉注射丹曲洛林;立即开始降温（包括物理降温、静脉输注冷盐水、胃内冰盐水灌洗、体外循环降温等措施）;尽早建立有创动脉压及中心静脉压监测;监测动脉血气,纠正酸中毒及高血钾;治疗心律失常;根据液体出入平衡情况输液,手术后应加强监护和治疗,以确保患者安全度过围手术期。

(6)尿潴留:患者有小便意识,但不能排尿,耻骨上摸到一柔软、扩张的膀胱。可协助其坐于床沿或站立排尿;听流动的水声;下腹部热敷、轻柔按摩;用镇静镇痛药物解除切口疼痛;上述措施均无效时,遵医嘱进行无菌导尿术。

(7)苏醒延迟:若全身麻醉后超过2 h意识仍不能恢复,在排除昏迷后即可认为麻醉苏醒延迟。观察瞳孔及神志,评估是否存在脑梗死或脑出血;测量体温,评估循环功能以估测脑灌注情况;观察呼吸活动度,行血气分析,评估是否存在严重的酸、碱中毒等,针对原因给予相应护理。

(8)反流与误吸:患者出现喘鸣、心律失常、发绀或心动过速。一旦确定误吸后立即协助患者采取头低脚高位,尽快清理气道;必要时,气管插管后用盐水冲洗吸引;遵医嘱给予激素、脱水治疗。

3.健康教育

(1)向患者及家属讲解麻醉后注意事项。

(2)对术后使用自控镇痛泵的患者,教会其镇痛泵使用方法及管理。

二、椎管内麻醉

椎管内麻醉是将药物(局部麻醉药、阿片类)注入椎管内某一腔隙,使部分脊神经的传导功能发生可逆性阻滞的麻醉方法,包括蛛网膜下腔阻滞(又称腰麻)和硬脊膜外腔阻滞(又称硬膜外麻醉),用于下腹部、盆腔、下肢及肛门会阴部等手术,使患者处于无痛、肌松状态。

【评估要点】

1.麻醉前评估

(1)一般情况:如健康史、年龄、性别、职业等;有无烟、酒等嗜好及药物成瘾史;手术史、麻醉史;用药史、过敏史等。

(2)全身情况:腰部穿刺部位皮肤有无破损或感染病灶;脊柱有无畸形;有无血容量不足的现象;有无严重贫血、高血压、凝血功能障碍等。

(3)心理社会支持状况:评估患者是否存在焦虑或恐惧等不良情绪,其担心的问题,家庭、单位的支持程度。

2.麻醉后评估

（1）一般情况:意识状态及生命体征,麻醉平面的高低,感觉、运动是否恢复。

（2）专科情况:有无头痛、头晕、恶心、呕吐、尿潴留,腰部穿刺部位有无异常渗血及感染等征象。

【护理措施】

1.蛛网膜下腔阻滞

（1）麻醉前护理:术前禁食、禁饮6~8 h;行局部麻醉药(以下简称局麻药)过敏试验;检查脊柱有无畸形及穿刺部位皮肤有无感染灶;有无麻醉禁忌证。

（2）麻醉后护理。

1）评估:患者的精神、心理状况及社会支持状况。

2）体位:常规去枕平卧6~8 h,取舒适体位。

3）病情观察:观察患者的意识,监测生命体征直到平稳;感觉阻滞平面的估测和下肢运动能力的评价。

（3）并发症的观察与护理。

1）血压降低或心率减慢:血压下降者头偏向一侧,观察有无恶心、呕吐。根据病情加快输液速度,增加血容量,通知医生给予缩血管药物,心率过慢者静脉注射阿托品。

2）呼吸抑制:观察呼吸活动度、呼吸频率,麻醉平面过高造成的呼吸影响可给予辅助通气。

3）头痛:麻醉后常规去枕平卧6~8 h,预防头痛的发生;对发生头痛者,至少平卧24 h,多饮水,每日2 500~4 000 mL;严重者可经硬膜外腔注射生理盐水或自体血。

4）尿潴留:参见全身麻醉并发症的观察与护理。

2.硬脊膜外阻滞

（1）麻醉后护理:参见蛛网膜下腔阻滞麻醉后护理。

（2）并发症的护理。

1）局麻药毒性反应:观察患者有无舌或口唇麻木、头痛、头晕、耳鸣、视物模糊、意识不清、惊厥、昏迷,甚至呼吸停止;有无心律失常、血压下降,甚至心脏停搏。一旦发生,立即停药、给氧、加强通气,遵医嘱给予镇静、解痉处理。

2）硬膜外血肿:患者表现为剧烈背痛,进行性脊髓压迫症状,伴肌无力、尿潴留、括约肌功能障碍,直至完全截瘫。发现血肿压迫征兆,及时报告医生做好手术准备,争取8 h

内进行椎板切开减压,清除血肿、解除压迫。

3)硬膜外脓肿:观察患者体温、脉搏、肌力的变化,注意观察有无全身感染征象及肌无力或截瘫表现。遵医嘱应用抗生素,积极做好手术准备,尽早行椎板切开引流术。

3.离开手术室或麻醉后监护室(PACU)的标准

(1)神志清楚,定向力佳。

(2)生命体征稳定。

(3)无体位性低血压表现。

(4)感觉平面在 T_{10} 以下(表1-1)且运动评分≥2分,神经功能按预期的时间逐步恢复中且无反复。

(5)疼痛得到较好的控制(NRS<3分)。

表1-1 感觉阻滞平面评估

胸椎段	T_2	T_4	T_6	T_8	T_{10}	T_{12}
感觉阻滞平面	胸骨角平面	乳头平面	剑突平面	肋弓下缘平面	脐平面	耻骨平面

三、局部麻醉

局部麻醉简称局麻,指将局麻药应用于身体局部,使身体某一部位的感觉神经传导功能暂时阻断,运动神经传导保持完好或有不同程度被阻滞,患者局部无痛而神志清楚。它包括表面麻醉、局部浸润麻醉、区域阻滞麻醉、神经及神经丛阻滞麻醉,应用于口腔科、眼科、妇科和一些外科小手术中,在意识未消失的状况下使人体的某部分失去感觉,以便于外科手术进行。

【评估要点】

1.麻醉前评估

(1)一般情况:患者年龄和体重、身体状况、局部皮肤情况。

(2)心理评估:患者的精神、心理状况及社会支持状况。

2.麻醉后评估

患者的意识状态及生命体征、局部感觉、术区的疼痛程度。

【护理措施】

1.药物毒性反应的观察与护理

参见硬脊膜外阻滞术后并发症的观察及护理。

2.过敏反应

患者出现荨麻疹、咽喉水肿、低血压时立即停药,保持呼吸道通畅,给氧,遵医嘱注射肾上腺素,同时给予糖皮质激素和抗组胺药。

四、日间手术麻醉

日间手术麻醉是指配合不需要住院,在门诊就可以做的手术所行的麻醉。对于以择期非常规住院方式来医院接受手术或行创伤性检查的患者,可减少痛苦,保障手术和检查的完成。

【评估要点】

日间手术应是 ASA(美国麻醉师协会)分级 Ⅰ~Ⅱ级患者,有些 ASA Ⅲ级患者,只要病情稳定、手术小,也可行日间手术(表1-2)。患儿重点评估呼吸道有无感染,老年患者重点评估心肺功能及各种慢性病的诊疗。

表 1-2 ASA 分级标准

分级	标准
ASA Ⅰ	正常健康患者
ASA Ⅱ	轻微系统性疾病,无功能受限
ASA Ⅲ	严重系统性疾病,限制活动但无功能不全
ASA Ⅳ	严重系统性疾病,终身需要不间断地治疗
ASA Ⅴ	濒死患者,无论手术与否,都不太可能存活
ASA Ⅵ	诊断为脑死亡患者,为捐赠目的维持器官功能

【护理措施】

1. 麻醉前护理

（1）禁食：成人一般术前禁食 8～12 h，禁饮 4 h，小儿术前禁食（奶）4～8 h，禁水 2～3 h。有关禁食、禁饮的重要意义，必须向患者及家属交代清楚，以取得配合。

（2）完善术前检查：血常规、血生化、尿常规等，对 40 岁以上或伴有心血管或呼吸系统疾病者需行心电图和 X 射线检查，对一些特殊病例还应行凝血功能、血清电解质、血尿素氮和肌酐的检查。

（3）用药情况：术前应告知患者将继续使用部分抗高血压药、抗心律失常药至手术当日，对使用排钾利尿药的患者应纠正水、电解质紊乱。

2. 麻醉后护理

（1）常规护理：参见全身麻醉术后护理。

（2）疼痛护理：口服非甾体类药物或阿片类药物，如可待因、吗啡缓释片等。

（3）离院标准：①能够说出时间、地点、人物（或是恢复到术前状态）；②手术部位无明显肿胀、出血；③生命体征平稳；④能口服饮品而不恶心、呕吐；⑤能下地行走；⑥能以口服镇痛药控制疼痛；⑦尿道手术或椎管内阻滞患者能自行排尿。

第七节　引流管护理

通过引流管将人体组织间或体腔中积聚的血液、气体、黏液、消化液、分泌物、渗出物、尿液等排出体外，防止术后感染与影响伤口愈合。

【评估要点】

（1）各种引流管是否妥善固定。

（2）各种引流管是否引流通畅，引流液的量、颜色及性质。

（3）留置引流管期间是否有并发症发生。

【护理措施】

（1）妥善固定各种引流管。

（2）定时更换引流袋，严格无菌操作。

（3）检查各种引流管是否通畅，避免扭折、堵塞、脱落等。

（4）观察并准确记录引流液的量、性状和颜色。

（5）掌握各种引流管的拔管指征。

（6）对于躁动、神志不清者及小儿患者应有专人看管，必要时使用约束带。

第八节　血糖异常

一、低血糖症

低血糖症是一组多种病因引起的以血浆葡萄糖（简称血糖）浓度过低，临床上以交感神经兴奋和脑细胞缺糖为主要特点的综合征。一般以血浆葡萄糖浓度低于 2.8 mmol/L（50 mg/dL）作为低血糖症的诊断标准。

【评估要点】

1. 自主（交感）神经过度兴奋表现

包括出汗、颤抖、心悸、紧张、焦虑、饥饿、流涎、软弱无力、面色苍白、心率加快、四肢冰凉、收缩压轻度升高等。

2. 脑功能障碍的表现

初期表现为精神不集中、思维和语言迟钝、头昏、嗜睡、视物不清、步态不稳，可有幻觉、躁动、易怒、行为怪异等精神症状。皮质下受抑制时可出现躁动不安，甚至强直性惊厥、锥体束征阳性。波及延髓时进入昏迷状态，各种反射消失，如果低血糖持续得不到纠正，常不易逆转甚至死亡。

【护理措施】

1. 低血糖发作的处理

轻者口服糖水、含糖饮料，或进食糖果、饼干、面包、馒头等即可缓解。重者和疑似低血糖昏迷的患者，应及时测定毛细血管血糖，甚至不需血糖结果，及时给予 50% 葡萄糖注射液60~100 mL静脉注射,继而5%~10%葡萄糖注射液静脉滴注。神志不清者,切忌喂食以避免呼吸道窒息。

2.病因治疗

确诊为低血糖症,尤其空腹低血糖发作者,大多为器质性疾病所致,应积极寻找病因进行对因治疗;若因药物引起者应停药或调整用药;疑为胰岛素瘤者,则应术前明确定位并进行肿瘤切除术,预后大多良好。

二、高血糖高渗状态

高血糖高渗状态是糖尿病急性代谢紊乱的另一临床类型,以严重高血糖、高血浆渗透压、脱水为特点,无明显酮症酸中毒,患者常有不同程度的意识障碍或昏迷。血糖达到或超过33.3 mmol/L(一般为33.3~66.5 mmol/L),有效血浆渗透压达到或超过320 mOsm/L(一般为320~430 mOsm/L)可诊断本病。

【评估要点】

最初表现为多尿、多饮,但多食不明显或反而食欲减退,以至于常被忽视。逐渐出现严重脱水和神经精神症状,患者反应迟钝、烦躁或淡漠、嗜睡,逐渐陷入昏迷、抽搐,晚期尿少甚至尿闭。就诊时严重脱水、休克,可有神经系统损害的定位体征,但无酸中毒样深大呼吸。

【护理措施】

(1)治疗原则同糖尿病酮症酸中毒(DKA),本症失水比DKA更严重,可达体重10%~15%,输液要更为积极小心,24 h补液量可达6 000~10 000 mL。关于补液的种类和浓度,目前多主张治疗开始时用等渗液体如0.9%氯化钠注射液,因大量输入等渗液不会引起溶血,有利于恢复血容量,纠正休克。

(2)应按时清洁口腔、皮肤。

(3)预防压疮和继发性感染。

(4)细致观察病情变化,准确记录神志状态、瞳孔大小和反应、生命体征、出入量等。

(5)定时测血糖、电解质和酸碱平衡指标。

第九节　呼吸道护理

目的为维持呼吸道通畅,保证有效的肺通气和换气功能,改善缺氧状况,避免并发症。

【评估要点】

1. 咳嗽、咳痰

(1)评估咳嗽的原因及诱因。

(2)评估咳嗽发生的时间、持续时间、音调,有无发热、胸痛、呼吸困难、烦躁不安等伴随症状。评估呼吸音情况、是否为桶状胸等。

(3)评估咳嗽引发的身心症状及其程度。

(4)评估痰液的颜色、量、性状、气味及有无肉眼可见的异物等。

(5)评估意识、生命体征、经皮血氧饱和度、体位、面容与表情、皮肤黏膜情况、营养状况、咳嗽能力等。

(6)监测动脉血气分析、痰培养、肺功能测定等。

2. 人工气道

(1)评估患者呼吸道是否通畅。

(2)观察气管插管的固定情况,防止插管移位或脱位,每4 h监测套囊压力。

(3)做好插管日期时间以及距门齿刻度的记录。

(4)密切观察呼吸情况及痰液的性质、量。

(5)观察意识、血压、尿量和出入量等全身情况的变化。

(6)做好气管切开套管的更换和拔除的护理。

【护理措施】

1. 一般措施

(1)选择合适的气管插管、气切套管型号。

(2)妥善固定气管插管。

(3)保持呼吸道通畅。

（4）每4 h监测套囊压力，套囊压力维持在25～30 cmH$_2$O。

2. 机械辅助吸痰

（1）保持合适的病室温度与湿度。

（2）根据病情协助患者取去枕平卧位或半卧位。

（3）根据肺部听诊情况翻身拍背。

（4）指导患者深呼吸和有效咳嗽。

（5）遵医嘱予雾化吸入。

（6）必要时进行吸痰。

（7）必要时使用口咽、鼻咽通气管和气管插管。

3. 人工气道的建立与维持

（1）选择合适的气管插管。

（2）协助医生气管插管或气管切开，有效固定，使气管插管末端在气管隆嵴上3～5 cm。

（3）在简易气囊鼓肺的情况下，听诊双肺呼吸音，观察胸廓起伏是否对称，以确定气管插管是否在气管内。

4. 人工气道的护理

（1）气管插管护理

1）准确记录插管的方法、途径、插管深度、套囊充气量、插管过程中及插管后患者病情变化及处理措施。

2）妥善固定气管插管，避免导管随呼吸运动上下滑动和意外拔管。

3）适时吸痰、保持气道通畅。

4）经常变换头位，以免颈项强直、体表压伤及咽喉损伤。

5）气管插管太长时气道阻力增大，不能充分清除气道深部的分泌物，可适当剪短口外或鼻外的留置气管插管长度。

6）进行口腔和面部清洁护理，每天更换固定带，监测气管插管深度及是否移位，护理时可移动气管插管至对侧口角。

7）观察患者症状及体征变化情况，及时发现并发症。

（2）气管切开护理

1）妥善固定，防止意外拔管。

2）适时吸痰，保持气道通畅。

3)每天更换固定带,每4~8 h进行切口换药,观察造瘘口有无分泌物、发红和皮肤刺激,保持局部皮肤清洁、干燥。

4)观察患者口腔黏膜,做好口腔护理和口咽部分泌物吸引。

5)观察患者症状和体征变化情况,及时发现相关并发症。

（3）气管插管拔除

1)告知患者拔管的步骤和配合方法。

2)抬高床头,拔管前给予高浓度吸氧和气管内吸痰。

3)协助医生拔除气管插管。

4)指导患者有效咳嗽、咳痰。

5)评估患者有无声音嘶哑、呼吸困难、吞咽疼痛等。

6)做好口腔护理。

7)告知患者拔管后2~4 h内禁食、禁饮,4~8 h内尽量少说话。

5. 氧疗的护理

（1）氧疗分类

1)根据氧浓度的控制程度分为非控制性氧疗和控制性氧疗。

2)根据吸入氧浓度的控制程度分为低浓度氧疗（氧浓度<30%）、中浓度氧疗（30%≤氧浓度≤50%）和高浓度氧疗（氧浓度>50%）。

3)根据氧流量的大小,分为低流量氧疗（氧流量≤4 L/min）和高流量氧疗（氧流量>4 L/min）。

注:高流量与低流量吸氧并不等同于高浓度与低浓度吸氧,不同氧疗装置其氧流量与氧浓度之间的关系不同。

（2）吸氧方式

1)鼻导管吸氧:一般流量为1~3 L/min。

2)储氧面罩吸氧:一般流量为5~8 L/min。

（3）具体措施

1)吸氧前解释治疗的目的、方法、意义、配合要点及注意事项。

2)按操作规程吸氧。

3)鼻导管吸氧的患者操作前先清洁鼻腔,观察有无鼻中隔偏曲和鼻黏膜出血、干燥等。

4)保持气道通畅,做好气道湿化。

5)每天更换吸氧用具。

6）观察治疗的效果：呼吸困难减轻、呼吸频率减慢、经皮血氧饱和度上升、发绀缓解、生命体征平稳、动脉血气分析示氧分压上升提示氧疗有效。

7）观察治疗的不良反应：出现鼻黏膜出血、肺不张、氧中毒（在吸氧过程中出现胸骨后不适、鼻塞、咽喉痛、肺活量减少，提示出现氧中毒。如有胸痛、呼吸窘迫、感觉异常、严重顽固性咳嗽、头痛、恶心、呕吐、食欲减退和胸腔积液等表现，提示氧中毒症状加重）等应及时报告医生。

第十节　饮食与营养

合理的饮食与营养可以保证机体正常生长发育，维持机体各种生理功能，促进组织修复，提高机体免疫力；而不良饮食与营养可以引起人体各种营养物质失衡，甚至导致各种疾病发生。

医院饮食分类如下。①基本饮食：普通饮食、软质饮食、半流质饮食、流质饮食。②治疗饮食：高热量饮食、高蛋白饮食、低蛋白饮食、低盐饮食、无盐低钠饮食、高纤维素饮食、少渣饮食等。③试验饮食：隐血试验饮食、肌酐试验饮食、胆囊B超检查饮食等。

【评估要点】

1. 身体因素

生理因素（年龄、活动量、特殊生理状况）、病理因素（疾病与药物、食物过敏）。

2. 心理因素

焦虑、抑郁、悲伤均能抑制胃肠道蠕动，影响消化液的分泌导致进食过少、厌食、偏食等。

3. 社会因素

经济状况、饮食习惯、饮食环境、营养知识。

【护理措施】

1. 进食前的护理

（1）饮食教育：护士应根据患者所需的饮食种类对患者进行解释和指导，说明意义，明确可选用与不宜选用的食物及进餐次数等，取得患者的配合。

（2）进食环境准备:①进食前暂停非紧急的治疗及护理工作。②病室内如有危重或呻吟的患者,应以屏风遮挡。③整理床单位,去除不良气味,避免不良视觉印象等。④多人共餐时可促进患者的食欲。

（3）患者准备:①减轻或去除各种不舒适因素,如高热者给予降温等。②减少患者的不良心理状态。③协助患者洗手及口腔清洁。④协助患者采取舒适的进餐姿势。

2. 进食中的护理

（1）及时分发食物。

（2）鼓励并协助患者进食。

（3）鼓励卧床患者自行进食并将食物、餐具等放在患者易于取到的位置。

（4）对不能自行进食者,应根据患者的进食习惯耐心喂食。

（5）对禁食或限量饮食者,告知患者原因,以取得配合。

（6）对于需要增加饮水量者,应向患者解释大量饮水的目的及重要性。

（7）对限制饮水者,向患者及家属解释限制饮水的目的及饮水量,以取得配合。

3. 进食后的护理

（1）及时撤去餐具,清理食物残渣,整理床单位,督促和协助患者饭后洗手、漱口,为患者做口腔护理,以保持餐后的清洁及舒适。

（2）餐后根据需要做好记录,以评价患者的进食是否达到营养需求。

（3）对暂需禁食或延迟进食的患者应做好交接班工作。

第十一节　感染

感染是病原体和人体之间相互作用、相互斗争的过程。

感染性疾病是指由病原体感染所致的疾病,包括传染性和非传染性感染性疾病。

【评估要点】

（1）严密观察病情,定时测体温、脉搏、呼吸和血压,注意神志变化。

（2）观察是否有伴随症状,如发热、皮疹等。

（3）观察是否伴有毒血症,如疲乏、全身不适、厌食、头痛,以及肌肉、关节、骨骼疼痛等,严重者可有意识障碍、呼吸衰竭及休克等表现,有时还可引起肝、肾损害。

（4）观察是否伴有单核吞噬细胞系统反应,临床上表现为肝、脾和淋巴结肿大。

（5）观察局部是否有红、肿、热、痛。

（6）实验室检查,如白细胞总数、分类值等。

【护理措施】

1. 全身护理

（1）严格掌握抗生素使用原则,轻症可不应用,重症特别是败血症则应早期、足量、广谱、联合使用有效的抗生素静脉滴注。注意用药前做药物过敏试验和观察用后的药物反应。

（2）支持疗法,注意水、电解质平衡,加强营养,严重感染可少量多次输入新鲜血液。

（3）密切观察病情变化,对重症患者定时测量体温、脉搏、呼吸和血压,评估神志、瞳孔、肢体活动等。

（4）对症处理,对高热患者给予降温,疼痛较重者给予止痛剂,以及抗休克治疗。

（5）需要隔离的严格执行。

2. 局部护理

（1）患肢休息、制动,抬高患处等。

（2）局部外敷药物,早期可先用鱼石脂软膏和中药。

（3）局部热敷、理疗。

（4）手术后护理,术前用药及局部处理,术后观察和保持引流通畅,局部清洁及时换药等。

3. 健康教育

（1）保持皮肤清洁,养成良好的卫生习惯

（2）防止皮肤损伤,伤后要及时正确处理。

（3）处理原发病灶。

（4）尽早治疗相关的全身疾病。

第十二节 安全

安全环境是指平安而无危险、无伤害的环境。

【评估要点】

1. 患者方面

(1)精神状态是否良好,意识是否清楚,是否有安全意识,警觉性如何。

(2)是否因年龄、身体状况或意识状况而需要安全协助或保护。

(3)感觉功能是否正常,是否舒适,是否能满足自己的需要。

(4)是否有影响安全的不良嗜好,如吸烟等。

2. 治疗方面

(1)患者是否在使用影响精神、感觉功能的药物。

(2)患者是否正在接受氧气治疗或冷、热治疗。

(3)患者是否需要给予行动限制或身体约束。

(4)病房内是否使用电器设备,患者床旁是否有电器用品。

【不安全因素及防范】

1. 物理性损伤及防范

(1)机械性损伤:常见有跌倒、撞伤等。跌倒和坠床是医院最常见的机械性损伤,其防范措施如下。

1)昏迷、意识不清、躁动不安者及婴幼儿易发生坠床意外,应根据患者情况使用床挡或其他保护工具加以保护。

2)年老体弱、行动不便的患者行动时应给予搀扶或其他协助。

3)病区地面要采用防滑地板并注意保持整洁干燥;室内物品放置稳固,减少障碍物;通道和楼梯等进出口应避免堆放杂物,防止磕碰、撞伤及跌伤。

4)病区走廊、浴室及卫生间应设扶手,供患者步态不稳时扶持。

5)对各种导管进行操作时,应遵守操作规程,动作轻柔,防止损伤患者皮肤黏膜;妥善固定导管,注意保持引流通畅。

(2)温度性损伤:常见有烫伤、冻伤、灼伤及易燃易爆品的烧伤等。防范措施如下。

1)护士在应用冷、热疗法时,应严格按操作规程进行,注意听取患者的主诉及观察局部皮肤变化,如有不适应及时处理。

2)对于易燃易爆品应强化管理,并加强防火教育,制定防火措施。护士应熟练各类灭火器的使用方法。

3）医院内的各种电路及各种电器设备应定期进行检查维修。对患者自带的各种电气设备应进行安全检测并进行安全用电的知识教育。

（3）压力性损伤：常见有因长期受压所致的压疮；因高压氧舱治疗不当所致的气压伤等。防范措施参见第一章第十六节。

（4）放射性损伤：主要由放射性诊断或治疗所引起，常见有放射性皮炎、皮肤溃疡等。防范措施如下。

1）放射部位皮肤保持清洁干燥，且防止皮肤损伤，应避免一切物理性刺激和化学性刺激。

2）正确掌握放射性治疗的时间和剂量。

3）尽量减少患者不必要的身体暴露，保证照射区域标记的正确。

2. 化学性损伤及防范

通常是由于药物使用不当、药物配伍不当，甚至错误用药引起。

（1）护士应熟悉各种药物应用知识，严格执行药物管理制度和给药原则。

（2）给药时严格执行"三查八对"，注意药物的配伍禁忌，及时观察患者用药后反应等。

3. 生物性损伤和防护

生物性损伤包括微生物及昆虫对人体的伤害。护士应该严格执行消毒隔离制度，严格遵守无菌技术操作原则，还应采取相关措施消灭蚊虫等。

4. 心理性损伤和防范

心理性损伤是由各种原因导致的情绪不稳、精神受到打击而引起。

（1）护士应重视患者心理护理，注意自身的行为举止，避免传递不良信息。

（2）应以高质量的护理行为取得患者信任，提高其治疗信心。

（3）建立良好的护患关系，并帮助患者与周围人群建立和睦关系。

（4）注意对患者相关疾病知识的健康教育，引导其采取积极态度对待疾病。

【安全器具的应用】

1. 保护工具的应用

保护工具是用来限制患者身体某部位的活动，以达到维护患者安全与治疗效果的器具。

（1）适用范围：①儿童患者。②坠床发生概率高者如麻醉后未清醒、躁动不安、年老体弱等人群。③实施某些眼科特殊手术者。④精神病患者。⑤易发生压疮者如长期卧床、极度消瘦、虚弱者等。⑥皮肤瘙痒者等。

（2）常用的保护工具：①床挡，主要用于预防患者坠床。②约束带，主要用于保护躁动患者，限制肢体或约束失控肢体活动，防止患者自伤或坠床。③支被架，主要用于肢体瘫痪或极度虚弱的患者。

（3）注意事项

1）使用保护工具时应保持各关节处于功能位，协助患者经常更换体位，保证患者安全舒适。

2）使用约束带时，首先应取得患者及家属的同意；固定松紧适宜，并定时松解，每 2 h放松一次；注意观察受约束部位的末梢循环情况，每 15 min 观察一次，出现异常及时处理；必要时进行局部按摩。

3）确保患者能随时与医务人员联系。

4）记录使用保护工具的具体原因、时间、观察结果、相应的护理措施及解除约束的时间。

2. 辅助器的应用

（1）目的：辅助器是为患者提供保持身体平衡与身体支持物的器具，用来辅助身体残障或因疾病、高龄而行动不便者进行活动，以保障患者的安全。

（2）常用的辅助器：①拐杖，是提供给短期或长期残障者离床时使用。②手杖，常用于不能完全负重的残障者或老年人。③助行器，适用于上肢健康、下肢功能较差的患者。

（3）注意事项

1）使用者意识清楚，身体状态良好、稳定。

2）选择适合自身的辅助器。

3）使用者的手臂、肩部或背部应无伤痛，活动不受限制，以免影响手臂的支撑力。

4）使用辅助器时，患者的鞋要合适、防滑，衣服要宽松合身。

5）选择较大的练习场地，避免拥挤和分散注意力，同时应保持地面干燥。无可移动的障碍物，必要时备一把椅子，供患者疲劳时休息。

第十三节　体温异常

体温也称体核温度，指身体内部胸腔、腹腔和中枢神经的温度。其特点是相对稳定且较皮肤温度高。体温异常是指在正常体温范围以外的体温。

【评估要点】

1. 体温过高

（1）监测体温、脉搏、呼吸、血压。

（2）监测血常规、血清电解质、血培养等。

（3）了解体温过高的原因,如感染等。

（4）评估热型、热程、体温变化规律。

（5）评估有无伴随症状及体征,如畏寒、出汗、皮疹、淋巴结肿大、咳痰、咳嗽、恶心、呕吐等。

2. 体温过低

（1）监测血常规、血清电解质和血气分析。

（2）了解体温过低的原因,如颅脑外伤、体外循环不良等。

（3）评估皮肤黏膜颜色及温度。

【护理措施】

1. 体温过高

（1）遵医嘱物理降温或药物降温,评价降温效果。

（2）维持体液平衡,遵医嘱记录24 h出入量。

（3）保持皮肤清洁,及时更换衣裤。

（4）口腔护理。

（5）用药护理,观察药物疗效及不良反应。

（6）饮食护理,给予高热量、高维生素、清淡易消化饮食,注意补充水分。

2. 体温过低

（1）监测生命体征,观察病情变化。

（2）温度适宜,注意保暖,不主张用热水袋,防止烫伤。

（3）维持体液平衡,遵医嘱记录24 h出入量。

（4）用药护理,观察药物疗效及不良反应。

第十四节　排尿异常

排尿异常包括尿路刺激征及尿异常。尿路刺激征指尿频、尿急、尿痛;尿异常指少尿、多尿、无尿、夜尿增多、蛋白尿、血尿、白细胞尿等。

【评估要点】

1. 排尿情况的评估

(1)排尿的次数:一般成人白天排尿 3 ~ 5 次,夜间 0 ~ 1 次。

(2)尿量:正常情况下每次尿量 200 ~ 400 mL,24 h 尿量 1 000 ~ 2 000 mL,平均在 1 500 mL 左右。

(3)尿液的性状:①颜色,正常新鲜尿液呈淡黄色或深黄色。②透明度,正常新鲜尿液清澈透明,放置后可出现微量絮状沉淀物。③酸碱反应,正常人尿液呈弱酸性,pH 值为 4.5 ~ 7.5,平均为 6。④比重,尿比重的高低主要取决于肾脏的浓缩功能。⑤气味,正常尿液气味来自尿内的挥发性酸。

2. 异常排尿的评估

(1)多尿:指 24 h 尿量超过 2 500 mL。

(2)少尿:指 24 h 尿量少于 400 mL 或每小时尿量少于 17 mL。

(3)无尿或尿闭:指 24 h 尿量少于 100 mL 或 12 h 内无尿液产生。

(4)膀胱刺激征:主要表现为尿频、尿急、尿痛。

(5)尿潴留:指尿液大量存留在膀胱内而不能自主排出。

(6)尿失禁:指排尿失去意识控制或不受意识控制,尿液不自主地流出。

【护理措施】

1. 尿潴留的护理

(1)心理护理:安慰患者,消除其焦虑和紧张情绪。

(2)提供隐藏的排尿环境:关闭门窗,屏风遮挡,请无关人员回避。

(3)调整体位和姿势:酌情协助卧床患者取适当体位,如协助卧床患者略抬高上身或坐起,尽可能使患者以习惯姿势排尿。

（4）诱导排尿：利用条件反射如听流水声或用温水冲洗会阴诱导排尿；亦可采用针刺中极、曲骨、三阴交或艾灸关元、中极穴等方法，刺激排尿。

（5）热敷、按摩可放松肌肉，促进排尿。

（6）健康教育：指导患者养成定时排尿的习惯。

（7）必要时根据医嘱肌内注射卡巴可等。

（8）经上述处理仍不能解除尿潴留时，可采用导尿术。

2.尿失禁的护理

（1）皮肤护理：注意保持皮肤干燥。

（2）外部引流：必要时应用接尿装置引流尿液。

（3）重建正常的排尿功能。

（4）对长期尿失禁的患者，可行导尿术留置导尿，避免尿液浸渍皮肤，发生失禁性皮炎。

（5）心理护理：医务人员应尊重和理解患者，给予安慰、开导和鼓励，使其树立恢复健康的信心，积极配合治疗和护理。

第十五节　排便异常

排便异常分为便秘、粪便嵌塞、腹泻、排便失禁、肠胀气五类。

【评估要点】

1.便秘

便秘指正常的粪便形态改变，排便次数减少，排出过干、过硬的粪便，且排便不畅、困难。

（1）原因：某些器官性质病变；排便习惯不良；中枢神经系统功能障碍；强烈的情绪反应；各类直肠肛门手术；某些药物的不合理使用；饮食结构不合理，饮水量不足；滥用缓泻剂、栓剂、灌肠；长期卧床或活动减少等。以上原因均可抑制肠道功能而导致便秘发生。

（2）症状和体征：腹水、腹痛、食欲减退、消化不良、乏力、舌苔变厚、头痛等。触诊腹部较硬实且紧张，有时可触及包块，触诊可触及粪块。

2.粪便嵌塞

粪便嵌塞指粪便持久潴留堆积在直肠内，坚硬不能排出，常发生于慢性便秘的患者。

（1）原因：便秘未能及时解除，粪便滞留在直肠内，水分被持续吸收而乙状结肠排下的粪便又不断加入，最终使粪块变得又大又硬不能排出，发生粪便嵌塞。

（2）症状和体征：患者有排便冲动，腹部胀痛，肛门疼痛，肛门处有少量液化的粪便渗出，但不能排出粪便。

3. 腹泻

腹泻指正常粪便形态改变，频繁排出松散稀薄的粪便，甚至水样便。

（1）原因：饮食不当或使用泻剂不当；情绪紧张焦虑；消化系统发育不成熟；胃肠道疾患；某些内分泌疾病如甲状腺功能亢进等均可导致肠蠕动增加，发生腹泻。

（2）症状和体征：腹痛、肠痉挛、疲乏、恶心、呕吐、肠鸣音亢进、有急于排便的需要和难以控制的感觉。粪便松散或呈液体样。

4. 排便失禁

排便失禁指肛门括约肌不受意识的控制而不自主地排便。

（1）原因：神经肌肉系统的病变或损伤；胃肠道疾患；精神障碍、情绪失调等。

（2）症状和体征：患者不能自主排出粪便。

5. 肠胀气

肠胀气指胃肠道内有过量气体积聚，不能排出。

（1）原因：食入过量产气性食物；吞入大量空气；肠蠕动较少；肠道梗阻或肠道手术后。

（2）症状和体征：腹部膨隆，叩诊呈鼓音，腹胀、痉挛性疼痛、呃逆、肛门排气过多。当肠胀气压迫膈肌或胸腔时，可出现气促和呼吸困难。

【护理措施】

1. 便秘患者的护理

（1）提供适当的排便环境：为患者提供单独隐蔽的环境及充裕的排便时间，如屏风遮挡，避开查房、治疗护理和进餐时间等，消除患者紧张情绪，保持心情舒畅，利于排便。

（2）选取适宜的排便姿势：床上使用便盆时，除非有特殊禁忌，最好采用坐姿或抬高床头；病情允许时让患者下床去厕所排便。对于手术患者应在术前有计划地训练其在床上排便。

（3）腹部环形按摩。

（4）遵医嘱给予口服缓泻药物。

（5）使用简易通便剂：常用的有开塞露、甘油栓等。

（6）以上方法均无效时，遵医嘱灌肠。

（7）健康教育：帮助患者及家属正确认识维持正常排便习惯的意义和获得排便的知识。

（8）合理安排膳食：多摄取可促进排便的食物和水果。如多食用蔬菜、水果、粗粮等高纤维食物；餐前提供开水、柠檬汁等热饮，促进肠蠕动；多饮水，病情允许时日液体摄入量应不少于2 000 mL；适当提供油脂类食物等。

（9）鼓励患者适当运动：按个人需要拟定规律的活动计划并协助患者进行运动，如散步、做操、打太极拳等。

2. 粪便嵌塞患者的护理

（1）早期使用栓剂、口服缓泻剂来润肠通便。

（2）必要时先行油类保留灌肠，2～3 h后再做清洁灌肠。

（3）人工取便通常在清洁灌肠无效后遵医嘱执行。

（4）健康教育：向患者及家属讲解有关排便知识，建立合理膳食结构；协助患者建立并维持正常的排便习惯，防止便秘发生。

3. 腹泻患者的护理

（1）去除原因，如肠道感染者，应遵医嘱给予抗生素治疗。

（2）卧床休息，减少肠蠕动，注意腹部保暖。

（3）膳食调理，鼓励患者饮水，酌情给予清淡流食或半流食，避免油腻、辛辣、高纤维食物，严重腹泻者可暂禁饮食。

（4）防止水、电解质紊乱，遵医嘱给予止泻剂、口服补盐液或静脉输液。

（5）保护皮肤完整性，特别是婴幼儿、老年人及身体较弱者，每次排便后用软纸巾擦肛门，温水清洗，并在肛门周围涂油膏以保护局部皮肤。

（6）密切观察病情，准确记录排便的性质、次数等，必要时留取标本送检。

（7）心理支持。

（8）健康教育：向患者讲解有关腹泻的知识，指导患者注意饮食卫生，养成良好的饮食习惯。

4. 排便失禁患者的护理

（1）心理护理：此类患者常感自卑和忧郁，期望得到理解和帮助。护士应尊重和理解患者，给予心理安慰和支持，帮助其树立信心，配合治疗和护理。

（2）保护皮肤:每次便后用温水洗净肛门周围及局部皮肤,保持皮肤清洁干燥。必要时,肛周涂擦油膏以保护皮肤,避免破损感染。注意观察骶尾部皮肤变化,定时按摩受压部位,防止压疮的发生。

（3）帮助患者重建控制排便的能力:了解患者排便时间,掌握其排便习惯,定时给予便盆,促进患者按时自己排便等。

（4）如无禁忌,保证患者每天摄入足量的液体。

（5）保持床单及衣物清洁,室内空气清新,定时开窗通风,去除不良气味等。

5.肠胀气患者的护理

（1）指导患者养成良好的饮食习惯(细嚼慢咽)。

（2）去除引起肠胀气的原因,如勿食产气食物和饮料,积极治疗肠道疾患。

（3）协助患者适当运动。

（4）轻微胀气时,可行腹部热敷或腹部按摩、针刺疗法等。

第十六节 压疮

压疮(又称压力性溃疡)指皮肤或皮下组织的局部损伤,常发生在骨隆突处,一般由压力或压力联合剪切力引起。有一些相关的或不易区分的因素与压疮发生有关,但这些因素对压疮发生的重要性仍有待进一步研究阐明。

【分期】

1.Ⅰ期压疮

皮肤完整,出现压之不褪色的局限性红斑(通常在骨隆突处等易受压部位)。与周围的组织相比,该部分可能有疼痛、硬肿或松软,皮温升高或降低。Ⅰ期压疮对于肤色较深的患者可能难以鉴别,因为深色皮肤可能不易被观察到明显的红斑表现。

2.Ⅱ期压疮

表皮和部分真皮缺损,表现为完整的或开放(破溃)的血清性水疱,也可以表现为一个浅表开放的粉红色创面,周围无坏死组织的溃疡,有时甚至较干燥。此期压疮应与皮肤撕脱伤、胶带撕脱损伤、会阴部皮炎、失禁性皮炎、皮肤浸渍或表皮脱落相鉴别。如出现局部组织淤血、肿胀,需考虑可能有深部组织损伤。

3.Ⅲ期压疮

全层皮肤组织缺损,可见皮下脂肪,但骨骼、肌腱或肌肉尚未显露或不可探及,伤口床可能存在坏死组织或腐肉、潜行或窦道。此期压疮的深度随解剖部位的不同而具有不同表现。例如:耳、鼻、枕部、足踝等部位因缺乏皮下组织,可能表现为表浅溃疡;而富含脂肪的部位,例如臀部,即使是Ⅲ期压疮,溃疡也可能已经侵犯了深部的组织。

4.Ⅳ期压疮

全层皮肤组织缺损,伴骨骼、肌腱或肌肉外露,可以显露或探及外露的骨骼或肌腱。伤口床可能会部分覆盖腐肉或焦痂,当伴有潜行和窦道。此期压疮的深度取决于其解剖位置,例如鼻、耳、枕部、足踝部因缺乏皮下组织,可能表现为表浅溃疡。此期压疮也可以深及肌肉和(或)筋膜、肌腱、关节囊,严重时可导致骨髓炎。

5.可疑深部组织损伤期

由于压力和(或)剪切力造成皮下软组织损伤,局部皮肤完整,但褪色的皮肤已出现颜色改变,例如紫色、褐红色,充血水疱或瘀伤,与周围组织比较,这些受损区域可先出现疼痛、硬结、糜烂、松软、潮湿、皮温升高或降低。此期压疮对于肤色较深的个体可能难以鉴别。此期压疮可能进一步发展成薄的焦痂,即使辅以最佳治疗,也可能会迅速发展为深部组织的溃疡。

6.不可分期

缺损涉及组织全层,但溃疡完全被创面的腐肉(包括黄色、黄褐色、灰色、绿色或棕褐色)和(或)焦痂(棕褐色、褐色或黑色)所覆盖,无法确定其实际缺损深度,彻底清除坏死组织和(或)焦痂,暴露出创面基底可帮助确定其实际深度和分期。

【评估要点】

1.压疮危险因素评估

压疮发生的主要原因为压力、剪切力或摩擦力的单独或联合作用,有很多因素与压疮发生有关。

压疮发生的危险因素包括压力、剪切力、摩擦力、潮湿、局部皮温升高、营养不良、运动障碍、体位受限、手术时间长、高龄、吸烟、使用医疗器具、合并心脑血管疾病等。

2.压疮高危人群评估

(1)意识不清,大小便失禁,感觉、活动力及运动力减弱或消失者。

（2）急危重症、严重的慢性或终末期疾病者。

（3）营养失调严重、中度以上贫血、极度瘦弱者。

（4）严重脱水、严重水肿者。

（5）脊髓损伤患者，疼痛所致强迫体位或骨折后的外固定限制。

（6）心力衰竭、糖尿病等其他疾病所致周围血管病变者。

（7）大手术时间超过 2 h,术后合作性差者。

（8）长时间使用镇静剂、类固醇、毒性药物导致机体抵抗力及活动能力下降者。

（9）入院时已有压疮者。

（10）年龄 70 岁以上者。

临床护理人员对于上述高危人群,应结合医疗规范加强压疮的预防与管理。

3. 风险评估量表

压疮风险评估是预防压疮的第一步。压疮风险评估量表可以帮助护士进行压疮风险的判断。目前可以用来评估患者压疮风险的工具有 40 多种,其中使用较广泛的量表是 Braden、Norton 和 Waterlow 3 种量表。

与其他量表相比,Braden 量表能提供较均衡的敏感性和特异性,是一种较好的风险预测工具。Braden 量表不能单独适用于手术期间患者的压疮风险因素评估,需要结合其他评估方法。

4. 皮肤评估

（1）患者入院 24 h 内应进行系统的全身皮肤评估。

（2）皮肤评估的部位:应注意压疮好发的骨隆突部位,特别是腰部以下骨隆突部位,如骶尾骨、足跟、大转子等。同时应注意评估医疗器械与皮肤接触的相关部位,相关医疗器械如梯度压力袜、护颈圈、吸氧导管、经鼻导管、桡动脉导管、气管插管及固定支架、血氧饱和度监测仪、无创面罩、连续加压装置、夹板、支架、导管等。

（3）皮肤评估时应注意以下问题:指压不褪色红斑、局部过热、水肿、硬结（硬度）、疼痛、表皮干燥、浸润、皮肤含水量高等。

5. 营养评估

（1）对有营养风险的老年住院患者实施营养支持,可降低其压疮发生率。

（2）住院期间对压疮高危患者进行营养评估,包括临床评估、体格测量、饮食评估、生化评估。

（3）营养不良是一个可逆的风险因素,早期发现和处理将有助于压疮的预防和治疗。

压疮不断进展的患者,也可能有营养不良的风险,所以评估患者的营养状况非常重要。

(4)评估患者的皮肤营养状况:包括皮肤的弹性、颜色、温度、水分、感觉。

6.心理社会评估

(1)心理社会评估是为了确认影响患者的疾病体验、个人倾向、对治疗和管理的依从性以及对健康照顾的整体反应。

(2)完整的心理社会评估应包括精神状态、心理症状(包括抑郁)、倾向性、照顾目标、社会完整支持度、种族与文化、生活质量以及教育需求等。

【预防及护理措施】

1.体位安置与变换

正常情况下,人长时间保持同一个姿势会感到疼痛或产生其他不适,从而不自主地改变体位。但部分患者由于意识丧失、感觉功能减弱或移动能力受损等原因而无法主动改变体位,则可能导致局部长时间受压而形成压疮。因此,合理安置压疮高危患者体位,并协助患者定时改变体位是预防压疮的必要措施。

(1)侧卧位时尽量选择30°侧卧位。可使用30°体位垫(R形垫)或枕头支撑。

(2)充分抬高足跟。可在小腿下垫一软枕。

(3)除非病情需要,应避免长时间摇高床头超过30°体位、半坐卧位和90°侧卧位。

(4)所有高危人群都应该定时变换体位,以减少身体易受压部位受压的时间和强度。

(5)体位变换的频率应该根据患者的病情、皮肤耐受程度、移动能力和所使用支撑面的材质而决定。

(6)协助患者进行体位变换和移动患者时,应抬起患者身体,尽量减少摩擦力和剪切力,避免拖、拉、拽。运用转运辅助设备和转运技巧来减少摩擦力和剪切力,包括过床板、转移单、机械抬起装置、双人或四人抬起装置以及病床上的辅助翻身装置。

(7)使压力、摩擦力和剪切力减到最小,同时能够维持患者适宜的活动程度。①使用靠背可以往后倾斜的椅子,将双腿平放于支撑物上,悬空足跟或双腿下垂,双足可放于支撑面上;②可将座椅靠背向后倾斜20°或使用支撑物,在腰部使用靠垫,轮椅座位面使用减压垫。

(8)限制患者坐在没有支撑面椅子上的时间。①患者坐在没有减压装置椅子上的时间,每次最长不超过2 h;②患者骶尾部或坐骨已经发生压疮时,应限制每天坐位少于3次,每次少于1 h。

（9）指导患者坐轮椅时,采用正确的自我减压方法,应每 15～30 min 减压 15～30 s,每 1 h 需减压 60 s。①患者可用手撑在扶手或坐垫上,将臀部腾空;身体躯干前倾倚靠在下肢上,或者斜靠在一边再斜靠在另一边;②自己无法使用这些方法移动的患者可以使用电动轮椅自动改变体位。

（10）脊髓损伤患者使用轮椅时,应该采取多种坐姿(如前倾、斜倚、直立等)。脊髓损伤患者应交替使用压力负荷较小的坐姿,如前倾位、左或右斜倚位、后倾位等体位,至少 15～30 min 变换一种坐姿。

（11）危重患者在体位安置与变换过程中要注意密切观察病情。

（12）应对需要进行手术的压疮高危人群给予重点关注。

2. 支撑面使用

支撑面是指一种可以将患者放置于其表面上的装置,用于管理压力、摩擦力、剪切力和微环境,包括普通床及床垫、各种充气电动床及床垫和支架、天然或合成的羊皮垫、垫子、枕头、气圈、充气或充水手套、轮椅及座椅、坐垫等。支撑面通过增大与人体的接触面或改变支撑面与身体的接触位置及持续时间,从而降低皮肤接触面的压力。支撑面因其可以减少和重新分配压力的特性使其成为预防压疮最常用的防护装置之一。

（1）应用支撑面可以有效降低压疮发生率。①压疮高危人群尽量使用支撑面,选择支撑面应根据患者病情、压疮高危因素以及医院的自身条件;②压疮进展期的高危患者在充分评估后,应及时使用较高级别的支撑面替代普通床垫。

（2）使用支撑面仍需定时进行体位变换,并进行压疮预防有效性的持续评估。

（3）在椅子或轮椅上使用减压坐垫。①避免直接坐在没有减压垫的椅子或轮椅上;②目前没有足够的证据提示哪种减压坐垫预防压疮的效果最好,应选择舒适的减压垫为患者减压。

（4）避免使用环状或圈形装置、充水手套和非医用的合成羊皮垫。①对于全身或局部水肿的患者,避免使用环状或圈形装置、充水手套和非医用的合成羊皮垫;②对于皮肤有渗出或出汗较多的患者,避免使用充水手套和非医用的合成羊皮垫。

（5）对于压疮高危人群而言,使用高级别的泡沫床垫比医院普通泡沫床垫更好。

（6）使用荞麦皮床垫或气垫床可有效地预防压疮发生。

3. 皮肤护理

皮肤护理是通过减少压力、摩擦力、剪切力,以及皮肤浸渍和干燥现象,进而减少皮肤的损害,预防压疮的发生。皮肤护理的措施包括皮肤的清洁、使用局部减压产品、使用皮肤保护产品防止浸渍、使用润肤剂保持皮肤适度湿润等。

（1）皮肤保护可以降低压疮的发生率，在受压部位使用薄膜敷料、水胶体类敷料、泡沫类敷料均可以减小卧床患者皮肤承受的剪切力，从而预防压疮发生。

（2）对于压疮高危人群，可考虑在高发部位使用多层软硅胶类泡沫敷料，以强化对压疮的预防。

（3）关注医疗器械相关性压疮是压疮预防的一部分，使用水胶体敷料、泡沫类敷料及透明膜敷料均可达到保护皮肤的作用。

（4）应关注黏胶类敷料对皮肤的损害，硅胶敷料比水胶体和透明膜敷料对皮肤角质层的损坏更小。

（5）保持皮肤适度湿润可以保护皮肤，有利于预防压疮。

（6）保持皮肤清洁有利于预防压疮。

（7）对失禁患者及时清洁皮肤并使用皮肤保护剂，预防患者皮肤浸渍，可减少皮肤潮湿感、皮肤发红，预防压疮的发生。

（8）除骨隆突受压部位外，还应关注以下部位的皮肤护理。例如：梯度压力袜、护颈圈、吸氧导管、经鼻导管、桡动脉导管、气管插管及其固定支架、经皮血氧饱和度监测仪、无创面罩、便失禁控制设备、连线加压装置、夹板、支架、尿管等与皮肤接触的相关部位。

（9）禁止对受压部位用力按摩。

4. 营养支持

营养不良既是导致压疮发生的因类之一，也是直接影响创面愈合的因素之一。对压疮高危人群进行营养筛查并积极采取营养干预是预防压疮发生的重要环节。

（1）对于因急、慢性疾病或接受外科治疗而导致有营养风险或压疮风险的患者，在正常膳食之外，可提供高蛋白混合口服营养补充制剂或管喂营养。

（2）适当地补充硫酸锌等营养物质，可促进压疮的愈合。

5. 创面处理

（1）使用有效的压疮愈合评估工具评估和观察压疮伤口的愈合情况。

（2）压疮伤口的评估内容包括：发生压疮的部位，伤口大小和深度，渗液的颜色、性质和量，伤口床表面，伤口边缘，伤口感染征，伤口周围皮肤、窦道、潜行和腔隙，伤口气味，疼痛与不适。

（3）临床指导意见有以下几个方面。

1）伤口位置：压疮的好发部位是身体的骨隆突部位，如枕部、颧骨、肩胛、肘部、骶尾部、髋骨、膝盖、内外踝、足跟等,应注意加强这些部位的防护。

2)伤口大小:测量压疮伤口的大小,方法为以患者身体的头至脚为纵轴,表示伤口的长度,与纵轴垂直为横轴,表示伤口的宽度。禁忌以不同伤口形状的面积任意描述伤口的长度与宽度。评估压疮的伤口面积时,应该充分清洁覆盖伤口表面的腐肉及脓性分泌物,避免引起伤口大小评估的误差。如果使用数码相机拍照记录,要注意每次拍照的距离和角度保持一致。也可以用专用纸质伤口标尺,放在伤口旁边拍照记录,或者采用透明薄膜直接覆盖在伤口表面,用彩色马克笔描摹的方法记录伤口大小。

3)伤口深度:压疮的伤口基底部往往会出现凹凸不平,可以使用探针或止血钳等测量伤口的深度,先探查伤口基底的各个部位,探查伤口基底部有无窦道和缝隙,注意每次测量要用同样的方法和测量物品。

4)伤口渗液:伤口的渗液按颜色可分为干稻草色(浆液)、淡红色或粉红色(浆液血液混合性渗液)、黄色或褐色(脓性渗液)、淡绿色(铜绿假单胞菌感染性渗液)。伤口渗液量可依据伤口敷料的浸渍情况判断,分为干涸(内层敷料无浸渍)、湿润(内层敷料可轻微浸渍)、潮湿(内层敷料浸渍明显)、饱和(内层敷料浸渍并已渗透)、渗漏(敷料饱和,渗出液溢出内层和外层敷料)。

5)伤口颜色:伤口基底红色为肉芽组织,黄色为腐肉坏死组织,无色为坏死焦痂。伤口颜色描述可采用 25%、50%、75%、100% 的描述方法。例如伤口黄色腐肉组织占25%,红色肉芽组织占 75%。

6)伤口边缘及周围皮肤:压疮伤口由于感染等原因,渗出量多时,需严格管理渗出液,避免伤口边缘及周围的正常皮肤受渗液浸渍,从而出现延迟愈合、伤口扩大、皮肤软化、形成灰白皮肤样变或色素沉着等。

7)伤口温度:伤口周边皮肤温度高提示可能已发生感染,伤口周边皮肤温度低可能提示局部组织循环障碍。

8)伤口感染:当伤口有感染征象时,进行微生物学检查有助于确定病因,并制订准确的、敏感性强的抗感染治疗方案。

9)伤口的潜行或窦道:压疮的伤口属于难愈合的慢性伤口类型。压疮的伤口因感染、局部组织严重循环障碍,可能会出现长期不愈合或伤口停滞生长的情况。此类压疮伤口可能会出现开口小、伤口内腔大、如火山口样伤口状态。在伤口的基底可探到很深的腔隙,即伤口的潜行或窦道。在描述伤口潜行或窦道时,采用时钟描述法,如在伤口12 点至 3 点方向有深 4 cm 潜行或窦道。

10)伤口气味:压疮伤口因感染会出现腥臭味,糖尿病患者的压疮伤口会出现酸臭味,如烂苹果气味。厌氧菌或铜绿假单胞菌感染会出现恶臭味。

11)伤口清创:伤口清创是指去除伤口上的坏死或感染组织,减少细菌负荷以及死亡和衰老细胞,为伤口接受后续治疗提供有利条件。

目的:减少伤口中的异物,去除影响愈合的障碍物,而不是消毒伤口。

方法:目前主要的清创方法有外科清创、自溶性清创、酶学清创、机械性清创和生物清创。①使用水凝胶清创比生理盐水纱布的清创效果更佳。②酶制剂清创效果优于生理盐水纱布的清创效果。③无菌蛆虫清创的效果优于常规治疗。④考虑多种清创方法联合应用,以达到高效、安全的清创目的。⑤当创面需要清创时,清创方法的选择应取决于患者的状况(包括疼痛、血液循环情况、出血的风险),坏死组织的类型、性质和部位,治疗目标,可用的资源,患者的意愿。⑥清创前需要进行疼痛评估,并采取有效的止痛措施。

第十七节　临床常见心理问题及护理

临床心理问题复杂多样,本节重点讨论与护理工作相关的焦虑状态、抑郁状态、睡眠障碍、生命安全风险、暴力倾向或行为、拒食、不合作。

一、焦虑状态

焦虑是一种源于内心的紧张、压力感,常表现为内心不安、心烦意乱,有莫名其妙的恐惧感和对未来的不良预期感,常常伴有憋气、心悸、出汗、手抖、尿频等自主神经功能紊乱症状。当人们面对潜在或真实的危险或威胁时,都会产生焦虑,那些由一定原因引起、可以理解、适度的焦虑,属于正常焦虑反应。病理性焦虑是指没有明确的致焦虑因素,或者是刺激和反应不对称,反应严重或持续的焦虑反应,也称为焦虑障碍。

【评估要点】

1.躯体评估

生命体征及营养状况,自主神经功能亢进症状,睡眠、情绪、饮食、二便情况及有无药物过敏史等。

2. 精神症状评估

(1)焦虑发作的频率和持续时间。

(2)患病前后情绪是否易烦躁、易激惹、坐卧不安、面容紧张、发抖,有无冲动毁物、自杀等过激行为,以及出现过激行为时的情境与诱因。

(3)患者有无语言交流困难、注意力不集中、记忆力降低。

3. 心理社会评估

(1)患者个性特征:包括内向、外向、开朗、孤僻等,以及患者的兴趣、爱好、工作、学习和生活自理能力。

(2)焦虑源:近期有无对患者心理影响重大的生活事件及事件的强度和影响程度;患者担心或恐惧的内容;是否有其回避的场景或内容。

(3)患者家属对疾病的认知程度及对患者的态度。

4. 心理量表评估

汉密顿焦虑量表和社交焦虑量表。

【护理措施】

1. 一般护理

保证良好的住院环境,做好饮食、睡眠、药物治疗等护理,满足患者的基本生理需要和其他合理的需求。

2. 建立信任的护患关系

对患者给予尊重、关心,态度沉着、冷静,语言亲切,注意倾听,及时给予回应。帮患者寻找焦虑的原因,并提供帮助,去除焦虑源。

3. 教患者学会积极的焦虑情绪管理方法

(1)鼓励患者以语言表达等适宜的方式宣泄焦虑情绪,懂得及时向护理人员寻求心理支持。

(2)帮助患者进行放松治疗及学会自我放松方法,如在光线柔和的环境里进行深呼吸或在专业人员的陪伴下进行生物反馈治疗等。

(3)根据患者的兴趣、爱好,安排、扩展其兴趣范围,鼓励其多参加文娱治疗活动,以达到转移注意力、减轻焦虑情绪的目的。

4. 认知疗法

帮助患者了解其焦虑时的认知、行为模式,不对患者进行限制和批评。用说明、解释、分析、推理等方法使患者认识其症状,接受其病态行为,并帮助患者减轻焦虑症状,消除焦虑引起的行为紊乱。

5.健康宣教

指导患者提高应对能力。帮助患者和家属了解有关疾病的相关知识,与患者共同探讨其产生焦虑的压力源和诱因,及其应对焦虑的行为模式,共同制订、实施适合患者减轻焦虑的方法,并加以训练和强化,鼓励患者在康复出院后继续在其生活中实践。

二、抑郁状态

抑郁也称情感低落,表现为心情异常低落,心境抑郁,自我感觉不良,兴趣减退,常自罪、自责,甚至自伤和自杀,常伴有意志行为和食欲减退或缺失等。

【评估要点】

1.躯体评估

营养、睡眠、排泄、卫生状况等。

2.精神症状评估

认知评估包括患者的感觉、知觉、思维过程及内容、语速和语量、注意力、记忆力、自知力、应对压力能力、心理防御机制。情感评估包括患者是否有持续的情绪低落、兴趣减退、悲观厌世、自我评价过低等。意志行为评估包括意志行为减退、自杀观念或行为等。

3.心理社会评估

患者的个性特征、生活自理能力、人际关系及社交能力、家庭环境、经济状况、工作环境、受教育程度及社会支持系统。

4.心理量表评估

汉密顿抑郁量表和自杀风险评估量表。

【护理措施】

(1)提供适宜的环境,保证充足的睡眠:给予适宜的、充足的、多样的饮食,保证营养的摄入量。做好基础护理,保持个人卫生。

(2)严密观察病情变化,预防患者发生意外:进入患者病房的用物必须进行安全检查,刀、剪等危险品可先替患者保管。密切观察患者的情绪变化、异常的行为表现、语言和书写内容,及时准确掌握患者既往和现在是否有自杀、自伤的意念或行为,尽可能早地辨认其自杀的意图及可能采取的方式,一旦发现,及时有效地阻止,耐心护理。对有强烈自杀企图的患者必须专人看护,但不过分限制其活动。鼓励患者表达不良心境,自杀、自伤的冲动和想法,但不过分强调。关注患者在疾病恢复期、抑郁开始减轻时有可能出现的自杀行为。

(3)建立良好的护患关系,帮助患者树立战胜疾病的勇气和信心。了解患者的兴趣爱好,鼓励其积极参与工娱治疗的活动,帮助患者改变对心理压力的认知,增强其对挫折的应对能力。

(4)向患者及家属讲解疾病和药物相关知识,取得患者的配合,保证最佳疗效,帮助患者家属增加对疾病的认识和理解,提高患者家庭及社会对其康复的支持力度。

三、睡眠障碍

美国精神医学会 DSM-5 将睡眠障碍定义为:尽管有充足的睡眠机会,患者仍出现睡眠困难,且不能归因于使用某种物质(例如滥用的毒品、药物)的生理效应。睡眠困难至少存在 3 个月,患者主述每周至少出现 3 个晚上对睡眠数量或质量的不满意,伴有入睡困难、维持睡眠困难、早醒且不能再入睡,并引起有临床意义的痛苦,或导致社交、职业、教育、学业、行为或其他重要功能方面的损害。

【评估要点】

1. 生理评估

患者既往史、药物治疗及过敏史,有无躯体、脑器质性疾病,患者在儿时和成年早期是否已经存在睡眠异常状况,以及患者家族遗传病史。了解患者 1 个月来每天的睡眠时数,请患者主观评估自己的睡眠质量,包括睡醒后是否感到精力充沛、疲劳缓解、头脑清晰和睡眠后的轻松,日间是否能保持良好的工作生活状态。

2. 精神症状评估

患者是否患某种精神疾病,有无焦虑、抑郁情绪,睡眠前、中、后的异常行为改变,患者是否使用或依赖于镇静催眠药和酒类。患者有无不良的睡眠卫生习惯以及是否因失眠而继发性获益。

3. 心理社会评估

患者的年龄及个性特征,其个人经历的、对其有很大影响的不良生活事件,患者和家庭成员以及其他人际交往中是否存在人际关系问题等。

4.心理量表评估

匹兹堡睡眠质量评估量表、汉密顿抑郁量表、汉密顿焦虑量表。

【护理措施】

(1)积极寻找引起睡眠障碍的病因,积极协助医生治疗原发疾病。

(2)观察患者的日间和夜间的意识、情绪和睡眠-觉醒情况,协助医生处理异常睡眠情况并记录,准确及时执行药物治疗,观察患者的睡眠和不良情绪是否改善、药物的疗效和不良反应。保障患者的安全,睡眠未改善的患者要注意避免睡眠障碍所致的意识模糊引起的摔伤、坠床等意外发生。

(3)保持病室内温、湿度适宜,空气流通,消除环境中的不良刺激,使患者有一个安静的睡眠环境。护士夜间交接班、处置等动作要轻。

(4)安排规律生活,帮助患者建立睡眠规律和良好的睡眠习惯。鼓励患者在病情许可的情况下,白天尽可能多下床活动,根据患者的兴趣爱好安排娱乐活动,增加体育锻炼。帮助患者改变白天睡觉、夜间不睡的不良睡眠习惯,以保证夜间有充足的睡眠。入睡前避免患者过度兴奋,如看刺激性的电视、小说,与好朋友聊天等,可予温水泡脚或听轻松缓和的音乐,使患者保持平静的心境。

(5)对患者态度和蔼,尊重患者,对患者的话语给予耐心倾听与理解。向患者及家属讲解疾病相关知识,不宜过分强调失眠的严重后果,不宜过分依赖药物,尤其是镇静催眠药。帮患者和家属减轻心理压力,对明显焦虑的患者,避免在患者面前讨论疾病的严重性,消除焦虑发生的诱因,保护患者不受损害,并予以生物反馈及音乐放松治疗。对于易接受语言暗示的患者,可联合使用暗示疗法。

四、生命安全风险

生命安全风险是指患者在住院期间可能出现的自杀、自伤、自残、出走及其他威胁到患者生命的各种危险状况。《不列颠百科全书》将自杀定义为:有意或故意伤害自己生命的行为,强调个体致死的动机。自杀有4个基本特点:自杀是有意识导致死亡的,是故意的,是自我采取的针对自我的伤害行为,可以是间接的或被动的。

【评估要点】

1. 有自杀行为或倾向患者的评估

（1）有学者提出了评估患者自杀观念或行为危险的 4P 模式，即痛苦（pain）、计划（plan）、既往史（previous history）和附加情况（plus）。

1）痛苦：评估患者受到的身体或心理上伤害的内容，即患者近期内有无重大事件压力和精神创伤，如重要他人的丧失、婚姻关系的破裂、身心创伤以及性侵犯等。评估创伤引起患者痛苦的程度，是否其无法承受。

2）计划：评估患者是否已确定了自杀的日期、选择该日期的原因、自杀计划的具体内容，是否一定实施自杀计划或者仍然在考虑和犹豫。

3）既往史：评估患者既往躯体和精神心理疾病史，既往产生自杀企图的原因及诱因等。

4）附加情况：患者是否性格孤僻内向、情绪不稳定、行为易冲动，与家人和亲友关系是否融洽等。了解患者的社会支持情况，包括家庭成员的态度和对患者的关心程度，以及患者还抱有的希望与活下去的理由等。

（2）患者的临床表现及自杀征兆：患者是否存在与自杀有关的幻觉、妄想症状，如命令性幻听、被害妄想等精神症状，以及患者是否有严重的抑郁情绪、自杀企图及反常举动，如交代后事、清理东西送人、收藏绳带利器、无特殊原因突然表现出过分合作等。

（3）心理量表评估：使用自杀风险评估量表进行量化评估。

2. 有出走倾向或行为患者的评估

（1）患者出走倾向或行为产生的原因：患者是否缺乏对疾病的认识，不承认自己有病，不愿接受治疗；是否有妄想幻觉或自杀观念；是否为强迫入院者，对住院反感，不能适应住院环境；是否特别牵挂家人和工作；是否由于工作人员责任心不强、态度生硬使患者对治疗产生反感和恐惧心理。

（2）患者是否有出走的征兆，如表现出焦虑、坐卧不安、频繁如厕、东张西望、失眠等。

【护理措施】

1. 有自杀行为或倾向患者的护理措施

（1）严密看护患者，严防自杀、自伤行为的发生。有强烈自杀企图者，专人守护，置于护士视线范围之内，班班交接。不合作者给予保护性约束。

（2）严密观察患者病情变化，每10～15 min巡视1次。观察患者有无自杀征兆，如表现为对事物失去兴趣、回避与人交往，或表现为焦虑、恐惧、坐立不安、有自杀言论、情绪低落、消极悲观等异常行为，及时采取有效的预防措施，进行心理疏导。

（3）加强环境安全管理，患者探视或外出做特殊检查回归病房时检查是否携带刀、剪、绳子等危险物品。

（4）确保患者遵医嘱服药，防止患者藏药行为，及时准确地执行治疗。

（5）备好急救药品、器材。发现自杀行为立即通知医师共同进行现场急救。注意保护其他患者，勿使其留在现场，以免产生恐惧或使心理暗示性强的患者效仿。

（6）了解并理解患者的痛苦感受，给予支持性心理护理。对患者予以真诚、尊重、接纳、同情。提供实质性的物质和精神层面的帮助，使患者了解疾病相关知识，寻找自杀意图的原发疾病和诱因，讨论自杀的严重后果和危害，使患者了解出现自杀意图是疾病的表现，是可以通过治疗来控制和消除的，鼓励患者树立战胜疾病的信心。帮助患者学会及时表达、宣泄负性情绪，建立新的应对心理压力的行为模式，懂得自己在面对心理压力时，一旦出现问题如何寻求他人的援助。

（7）向患者家属告知患者存在自杀的意图或行为，并向家属讲解病情，使其了解自杀是疾病的症状，是可以治疗的，但在治疗期间需注意监护患者的安全。请家属理解患者的痛苦，帮助患者积极配合治疗和护理，增强患者的家庭、社会支持力量。帮助患者改善人际关系，感受到他人的心理支持和情感上的温暖，看到生活的希望。

2. 有出走倾向或行为患者的护理措施

（1）保障患者住院环境的舒适。以良好的职业道德服务于患者，为患者解决实际问题，避免激惹患者。入院初期做好接诊工作，建立良好的治疗关系，使患者尽快适应环境，消除不适感。住院期间，对患者进行疾病相关知识宣教，使其了解疾病的性质、识别病态的感觉和思维、理解住院的必要性，积极配合治疗和护理。告知患者治疗方案、治疗途径、治疗中的注意事项、可能出现的困难等，以减轻其焦虑、恐惧的心理。

（2）密切观察患者情绪和行为是否有异常。对病史中有出走行为或观察中发现有出走倾向的患者，了解其想法和出走的原因，与其讨论出走的不良后果，提高其对自己行为辨别和负责的能力，尽最大可能消除患者出走的想法。对有强烈出走企图者，每10～15 min巡视1次，要适当限制其活动范围并重点交班。

（3）加强安全管理。封闭病房的大门钥匙应放在当班护士的随身衣袋里，不可随意放置，尤其不能让患者接触。出入时随手关门，发现门锁损坏及时修复。开放病房患者外出需请假并由家属陪同。组织患者外出活动时要点清人数，排队依序而行，到达活动场地后,要随时注意每个患者的动向。外出做检查需专人陪护。

(4)多与家属沟通,增进患者心理社会支持力量。告知家属患者出走的可能性及原因,鼓励家属多与患者交流沟通,增加探视,减少患者的孤独感,必要时留人陪护,以稳定患者的情绪。

(5)一旦发现患者出走,立即报告医生和上级部门,并与患者家属联系,组织力量寻找。出走归院后,要慎重对待患者,切不可处罚,以防激发患者不良情绪,再次出走。

五、暴力倾向或行为

暴力倾向或行为指患者对周围环境或环境中的人有暴力行为倾向或已经实施暴力行为。

【评估要点】

(1)患者暴力行为发生的原因及诱发因素:是否有幻觉、妄想、意识障碍、情绪障碍等精神症状;是否存在严重的药物不良反应或需求没有得到满足等问题;护理人员有无激惹患者的不当行为;患者以往受到挫折或精神症状控制时,是否表现为暴力行为。

(2)患者暴力行为发生的征兆:如原有的精神症状明显加重,患者出现坐立不安、来回走动、摔门、捶打物体、说话大声甚至争吵,全身肌肉紧张度增加,尤其是脸部与手臂的肌肉;或者患者表现出不合理要求增多、挑剔、抗议、随意指责病友或工作人员、拒绝接受治疗或反复纠缠医务人员等。

(3)了解患者的社会支持状况及家属对疾病的认知程度。

【护理措施】

(1)配合医生及时治疗患者的精神疾病,缓解其症状。

(2)减少患者危险行为的诱发因素。满足患者的合理要求,针对不同患者的特点,选择适合的方式进行治疗或护理。护理工作中,注意服务态度,语言、语气温和,耐心倾听患者的不同意见或建议,不可与其发生争执。尊重患者,提高患者的自信心,请患者相信自己通过努力可以逐步获得控制自己异常行为的能力。指导患者学会以适当方式表达需求和发泄情绪,和患者讨论一旦发生问题如何正确寻求他人的帮助。

(3)病房严禁放置危险物品,以防患者伤人和毁物。

(4)患者情绪不稳定时,及时干预,设法分散患者的注意力,转移其暴力意图。加强巡视,一旦发现患者可能存在暴力倾向时,立即联系医生共同做出及时有效的应急措施。呼叫其他人员协助,以求能尽快控制场面。疏散围观者,转移被攻击对象,维持周围环境的安全与安静。夺取患者的暴力工具,用语言制止或乘其不备快速夺取危险物品。隔离或保护患者,将其转移到隔离房间,仍无法控制患者时采取保护性约束。遵医嘱给予镇静药物,观察用药后的反应。

(5)向患者家属讲解疾病相关知识,使其了解患者的兴奋、冲动、伤人行为是疾病的表现,对患者本身及周围环境都有影响,以得到家属的理解、支持和帮助,预防患者和(或)家属发生暴力倾向或行为。

六、拒食

拒食指意识清醒的患者在无进食障碍的情况下,主动拒绝进食。

【评估要点】

(1)患者每日三餐进食次数、量。

(2)患者拒食的原因及诱因。患者既往病史,有无躯体疾病引起的无法进食以及符合进食障碍的症状。患者是否有与进食有关的幻觉妄想,如命令性幻听、被害妄想等精神症状,是否伴有严重的抑郁发作以及情绪、行为异常。患者近期内有无重大事件压力及精神创伤,如患重病、丧失亲人等。

(3)患者个性特征与社会支持系统,是否孤僻内向、情绪稳定性差。患者与家人及亲友关系是否融洽等。

【护理措施】

(1)观察并记录患者进食情况。

(2)对拒绝进食的患者,积极寻找拒食的原因并予以对症处理。询问并检查患者有无躯体不适,及时对症治疗和护理。

1)精神障碍患者怀疑饭中有毒时,可让患者亲自参与配餐和饮食的分发工作,并允许其选择饮食以消除疑虑。兴奋躁动患者用餐时,由专人管理,单独用餐,避免干扰其他患者。

2)对情绪抑郁、饮食不良的患者,尽量提高饭菜质量,刺激患者的食欲,并耐心劝解患者,帮助其进食。

3）自罪妄想的患者,防止患者吃不适宜的食物,避免因此引起消化道疾病或食物中毒。

4）木僵患者因反应迟钝,动作缓慢,喂饭时耐心细致,必要时给予流质或鼻饲饮食。

5）对有心理压力的患者,及时了解其拒食的具体原因,并予以心理疏导,帮助患者解决实际的困难和问题,使其减轻心理负担,按时进食,以保证充足的营养和治疗效果。

七、不合作

不合作指意识清醒的患者,对医务人员实施的治疗及护理措施持拒绝的态度或实施拒绝的行为。

【评估要点】

（1）患者对待医嘱和护理工作的态度和行为。

（2）寻找患者不合作的原因及诱发因素:患者是否有幻觉、妄想、意识障碍、情绪障碍等精神症状;是否存在严重的药物不良反应或需求没有得到满足等问题;护理人员有无激惹患者的不当行为;患者以往受到挫折时,是否表现为不合作。

（3）患者的社会支持状况及家属对疾病的认知程度。

【护理措施】

（1）严密观察病情变化,及时发现和预防躯体与精神疾病引起的不合作行为,一旦出现,立即与医生联系,及时处理。

（2）建立良好的治疗关系,及时准确地提供有效的信息,帮助患者全面了解疾病相关知识,使患者信任和接纳医护人员的治疗与护理。

（3）了解患者治疗的经济支持情况,帮助患者与家属、病友等建立良好的人际关系和社会支持系统,必要时予以援助,以解决患者的后顾之忧。

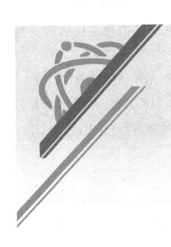

第二章
胸外科疾病护理常规

第一节　一般护理常规

【评估要点】

1.术前评估

(1)了解家族史、既往史、生活方式及饮食习惯。

(2)了解患者身体状况,有无发热、咳嗽、咳痰、吞咽困难、咯血、贫血、脱水或衰竭等症状。

(3)疼痛的部位、性质,有无放射痛等。

(4)各种辅助检查结果如影像学检查、内镜检查、有关手术耐受性检查。

(5)心理及社会支持状况。

2.术后评估

(1)手术麻醉方式及效果,术中出血、补液、输血情况和术后诊断。

(2)生命体征是否平稳,有无呼吸异常或心电图改变。

(3)伤口是否干燥,有无渗血、渗液,各引流管是否通畅,引流液的性状等。

(4)心理状态及认知程度,是否主动配合康复训练和早期活动。

【护理诊断】

(1)呼吸型态改变。

(2)疼痛。

(3)进食困难。

（4）营养不良。

（5）潜在并发症：肺不张、心律失常、支气管胸膜瘘、肺水肿、吻合口瘘、出血、乳糜胸、肺炎等。

（6）健康知识缺乏。

【护理措施】

1. 术前护理

（1）了解患者思想状况，解除顾虑，树立信心，介绍疾病相关知识及术后注意事项，讲解各种管道的作用，如胸腔闭式引流管、胃管、尿管、氧气管；讲述术后并发症的预防方法；讲解呼吸锻炼对肺部复张的重要性及方法（深呼吸、有效咳痰），以取得患者的合作。

（2）了解患者健康情况，每日测量生命体征。

（3）给予患者高热量、高蛋白、高维生素饮食，不能进食者静脉补充液体，纠正贫血，维持水、电解质平衡。注意口腔卫生，不能进食者，给予口腔护理。戒烟、酒。

（4）指导患者进行床上排尿、排便训练。

（5）肺部疾病咳痰多者，每日记录痰量（不可混入漱口水和唾沫），肺结核患者留 24 h 痰，检查结核分枝杆菌至少 3 次，肺癌患者送检痰液查癌细胞。开放性肺结核患者行呼吸道隔离，痰液需经含氯消毒剂消毒处理后方可倒掉。

（6）应用洋地黄类药物的患者用药前测脉搏或心率，并观察用药反应及疗效。有心房颤动、心律不齐者，注意心音、心率及节律的变化。心率 <60 次/min 或 >120 次/min，应立即通知医师。服用洋地黄者术日晨停药。

（7）术前 1 d 行交叉配血试验、术日晨备皮。备胸腔闭式引流瓶 1 套、多头胸带 1 条。

2. 术后护理

（1）密切监测病情变化：观察患者意识状态，呼吸型态，伤口渗血、渗液情况。每 15～30 min 测量生命体征 1 次，病情稳定后改为 1～2 h 测量 1 次，次日每 4 h 测量 1 次。若有异常，应查找原因，对症处理。术后连测 3 d 体温，每天 4 次，高热者，按高热护理常规处理。

（2）体位：患者未清醒时去枕平卧，清醒后半卧位（抬高床头 30°），可减轻局部充血和水肿，同时使膈肌下降，增加肺活量，有利于气体交换、引流；全肺切除术后禁止完全侧卧位，患者术后 7～10 d 内严格卧床休息，多取半卧位，以减轻膈肌对胸腔的压力，有利于呼吸。协助患者经常变换体位，活动肢体以防肺栓塞；禁止采取侧卧位，以免引起纵隔过度移位及大血管扭曲,导致循环呼吸异常。

(3)保持呼吸道通畅:麻醉未清醒前使患者头偏向一侧,防止呕吐物吸入呼吸道,避免肺部并发症。如有胃扩张,给予胃肠减压。给予吸氧 3 ~ 5 L/min 至生命体征平稳,协助患者排痰并注意保护伤口减轻疼痛,遵医嘱给予雾化吸入。训练患者吹气球、使用呼吸训练仪。

(4)引流管的护理:严格无菌操作,紧密衔接,妥善固定各引流管保持管道通畅,无扭曲、打折、受压等,定时挤压。密切观察引流液的性质、颜色及量,并准确记录。若患者血压下降、脉搏增快、尿量减少、烦躁不安、呈贫血貌,胸腔闭式引流术后 2 ~ 3 h 内每小时引流量>200 mL,呈鲜红色,立即通知主管医生,给予止血药、输血,必要时做好开胸止血准备。

(5)疼痛护理:评估疼痛的程度,分散患者注意力,必要时遵医嘱使用镇痛泵或使用止痛药物。

(6)饮食护理:常规嘱患者术后 6 h 饮少量温开水,无恶心、呕吐等不适进流质食物,术后以高蛋白、高热量、富含维生素易消化的饮食为主,不能进食者按医嘱给予鼻饲饮食或静脉营养支持治疗,保证营养的供给。

(7)休息与活动:患者在麻醉清醒后,即可在护士帮助下行躯干和四肢的轻度活动,每 4 h 1 次,鼓励患者早期下床活动。若出现头晕、气短、心悸或出汗等症状,立即停止活动。全肺切除术后绝对卧床 3 ~ 5 d,方可下床活动。

【并发症护理】

1.肺部感染

(1)严密监测体温变化,高热时对症处理。

(2)观察患者咳嗽、咳痰情况,以及痰液的性质、颜色及量,定时叩背体疗,鼓励早期下床活动。卧床和年老体弱者,应每 1 ~ 2 h 变换体位、翻身、叩背,机械深度排痰,定时雾化吸入,必要时纤维支气管镜吸痰,有效清理呼吸道分泌物。

(3)指导患者多饮水,避免辛辣刺激性的食物。

(4)遵医嘱给予抗生素治疗,观察药物疗效及不良反应。

2.切口感染

(1)严格无菌操作。

(2)鼓励患者进食高蛋白、高热量、富含维生素的食物,不能进食者遵医嘱给予肠内营养。

（3）糖尿病患者严密监测血糖，做好健康教育指导。

3. 尿潴留

（1）协助患者取舒适体位，养成定时排尿的习惯，鼓励患者排尿。病情允许的情况下，协助坐起或站立于床边，创造利于排尿的环境。

（2）诱导排尿，必要时留置导尿，做好尿管护理。

（3）有前列腺肥大病史的患者遵嘱给予相应药物，并观察疗效。

4. 低氧血症

（1）术后给予半卧位，持续中流量吸氧，严密监测 SpO_2、呼吸频率、呼吸节律的变化；注意甲床、口唇等有无发绀，必要时遵医嘱行血气分析、血生化、血常规等实验室检查，予以心电监护，结果异常及时报告医生处理。

（2）保持病室环境安静、整洁、温湿度适宜，定时开窗通风，去除诱发因素。

（3）保持呼吸道通畅，加强呼吸道护理，给予雾化吸入，必要时吸痰。

【出院指导】

（1）保持室内环境安静、舒适，室内温、湿度适宜，空气新鲜。根据天气变化增减衣服，减少与流感人群的接触，预防上呼吸道感染。

（2）合理膳食，保持大便通畅。

（3）术后适当活动，多做深呼吸运动，锻炼心肺功能。

（4）出院后2周~3个月复诊。肺叶手术患者如出现呼吸困难应随时就诊，食管手术患者如术后2~3个月有吞咽困难应立即到医院检查。

第二节　胸腔闭式引流

胸腔闭式引流又称水封闭式引流，胸腔内插入引流管，管的下方置于引流瓶中，利用水的作用，维持引流单一方向。胸腔闭式引流是治疗脓胸、外伤性血胸、气胸、自发性气胸的有效方法，是开胸术后重建、维持胸腔负压，引流胸腔积气、积液，促进肺扩张的重要措施。置管部位可依据体征及胸部 X 射线结果确定。①引流积液时一般在腋中线和腋后线之间第6~8肋间置管；②引流气体时一般在锁骨中线第2肋间置管；③引流脓液时一般在脓液积聚的最低位置管。

【评估要点】

(1)了解胸膜腔内积气或积液的量。

(2)评估纵隔是否在正常位置。

(3)评估患者是否为外伤性或自发性气胸、血胸、脓胸及心胸手术后。

【护理诊断】

1.低效型呼吸型态

与肺扩展能力下降、疼痛、缺氧有关。

2.疼痛

与气体或液体刺激胸膜或胸腔置管引流有关。

3.有感染的危险

与胸腔与气道相通或胸腔置管有关。

【护理措施】

1.保持管道的密闭及无菌

使用前应仔细检查引流装置的密闭性能,注意引流管有无裂缝、引流瓶有无破损、各衔接处是否密封。严格执行无菌操作规程,防止感染。

2.有效体位

患者取半卧位(抬高床头30°~45°),此体位利于呼吸和引流。鼓励患者进行咳嗽、深呼吸运动,利于积液排出,恢复胸膜腔负压,使肺充分扩张。

3.保持引流通畅

水封瓶液面应低于引流管胸腔出口平面60~100 cm。定时挤压引流管(30~60 min挤压1次),防止其受压、扭曲、阻塞。检查引流管是否通畅最简单的方法是观察引流管是否继续排出气体和液体,以及长玻璃管中的液柱是否随呼吸上下波动,必要时让患者深呼吸或咳嗽,正常水柱波动4~6 cm。

4.妥善固定

引流管长度为100 cm,妥善固定于床旁。下床活动时引流瓶位置应低于膝关节,并保持其密封。

5. 观察、记录

注意观察引流液的量、性状、水柱波动范围，并准确记录。每日用无菌生理盐水更换引流瓶内液体，并做好标记，便于观察引流量。若连续 3 h 每小时引流量>200 mL，引流液呈鲜红色，则需要立即通知主管医生，给予止血药、输血，必要时做好开胸止血准备。

6. 意外导管滑脱

及时正确处理水封瓶破裂或连接部位脱开。立即用血管钳夹闭上段引流管或用手反折后捏紧，立即更换无菌引流装置；若引流管从胸腔处脱出，应及时用手捏闭伤口皮肤，消毒后以无菌敷料封闭，报告医生及时处理。

7. 拔管指征

48～72 h 后，引流量明显减少且颜色变淡，24 h 引流液小于 50 mL、脓液小于 10 mL，X 射线胸片示肺膨胀良好无漏气，患者无呼吸困难即可拔管。拔管后注意观察患者有无胸闷、呼吸困难，切口漏气、渗液、出血，皮下气肿，如发现异常，及时报告医生处理。

【并发症护理】

1. 气胸

保持管道的密闭性，更换水封瓶时，必须双钳夹闭引流管，水封瓶的长管应在液平面下 3～4 cm，拔管后不能立即下床活动。若引流管从胸腔滑脱，立即用手捏闭伤口处皮肤，消毒后，用凡士林纱布封闭伤口。一旦出现气胸，应立即去除病因，给予氧气吸入，密切观察呼吸频率、节律、动脉血气及神志变化，协助医生进行处理。

2. 胸腔感染

严格无菌操作，定时挤压引流管，30～60 min 一次，保持引流管通畅，避免胸腔内积液未及时引流引起感染；水封瓶液面应低于胸腔出口平面60 cm，避免引流液反流进入胸膜腔引起感染；督促患者有效咳痰、深呼吸，促进肺复张，促使胸腔内积液及时排出，预防胸腔感染。

【出院指导】

（1）保持室内环境安静、舒适，室内温、湿度适宜，空气新鲜。根据天气变化增减衣服，减少与流感人群的接触，预防上呼吸道感染。

（2）戒烟、酒,合理膳食,保持大便通畅。

（3）术后适当活动,多做深呼吸运动,锻炼心肺功能。

（4）遵医嘱定时复查。

第三节　胸部损伤

胸部损伤是指各种直接或间接暴力导致胸部皮肤到胸腔内部各种组织结构和脏器的损伤。胸部损伤可分为钝性伤和穿透伤,所造成的胸部损伤分为闭合性损伤和开放性损伤。

【评估/观察要点】

（1）了解外伤史,有无昏迷、恶心、呕吐等。

（2）密切监测生命体征,有无意识障碍、肢体活动障碍,有无呼吸困难、发绀及休克。

（3）了解疼痛和骨折的部位、性质,有无开放性伤口,气管位置有无偏移,有无反常呼吸等。

（4）观察有无咳嗽、咯血,痰量、性状,咯血量、次数等。

（5）评估血、气胸来源、程度及性质,有无胸内器官损伤。

（6）观察有无低氧血症的发生。

【护理诊断】

1.气体交换受损

与肺挫伤、血气胸、胸部伤口疼痛有关。

2.体液不足

与损伤、失血过多有关。

3.疼痛

与骨折、胸部组织结构破坏、损伤有关。

4.躯体移动障碍

与躯体受伤、休克、组织结构破坏或剧烈疼痛有关。

5.潜在并发症

血管及内脏损伤、出血、窒息、感染、肺不张、废用综合征。

【护理措施】

1.病情观察

（1）严密观察生命体征、神志、瞳孔的变化、胸部和腹部体征以及肢体活动情况，警惕多发伤。

（2）多根多处肋骨骨折患者极易引起严重呼吸循环功能障碍，应配合医生紧急行胸壁加压包扎固定，以减轻或消除反常呼吸，维持正常呼吸功能，促使肺复张。

（3）患者出现呼吸急促、呼吸困难、发绀，应予以吸氧，氧流量 $2\sim4$ L/min。血压平稳者取半坐卧位，有利于呼吸、咳嗽、排痰及胸腔引流。

（4）患者出现休克时，迅速建立静脉通路，补充血容量，维持水、电解质及酸碱平衡。

（5）病情无明显好转，出现下列征象应考虑胸膜腔内有活动性出血，需迅速做好开胸止血的准备：①脉搏逐渐增快，血压持续下降；②血压虽有短暂回升，又迅速下降；③血红蛋白、红细胞计数、红细胞压积持续降低；④胸腔穿刺抽出的血性液很快凝固或因血凝固抽不出，胸片显示胸腔阴影继续增大；⑤胸腔闭式引流出血量>200 mL/h，并持续 $2\sim3$ h以上。

（6）疑有心脏压塞的患者，应迅速配合医生做好剖胸探查准备，术前以快速大量输血为主，如发生心搏骤停，紧急抢救。

（7）胸部损伤尤其是开放性损伤或血胸患者易出现胸内感染，要密切观察体温的变化。配合医生及时清创、缝合、包扎伤口，注意无菌操作，防止伤口感染，遵医嘱合理使用抗生素。高热患者，给予物理降温，必要时遵医嘱给予药物降温。

（8）痰中带血提示为轻度肺、支气管损伤，经安静休息，可自行愈合。咯血或咳大量泡沫样血痰，呼吸困难加重，提示肺、支气管严重损伤，应稳定患者情绪，积极做好剖胸探查的准备。

2.保持呼吸道通畅

鼓励和协助患者有效咳嗽、咳痰，痰液黏稠不易排出时，应用祛痰药雾化吸入。呼吸道分泌物潴留、有误吸或呼吸衰竭的患者，采用鼻导管吸痰或协助医生纤维支气管镜下吸痰。

3. 体位

患者麻醉清醒,生命体征平稳后取半卧位(抬高床头 30°~45°)。

4. 胸腔闭式引流管的护理

妥善固定引流管,保持引流管的密闭性,保持管道在位、通畅,定时挤压引流管;观察引流液的颜色、性质、量,伤口敷料是否干燥,周围有无皮下气肿,引流管水柱波动情况。若连续 3 h,每小时引流量>200 mL,呈鲜红色,则需要立即通知主管医生,给予止血药、输血,必要时做好开胸止血准备。

5. 疼痛护理

做好疼痛护理评估,给予胸带加压固定,分散患者注意力,必要时遵医嘱用药。

6. 心理护理

患者由于意外创伤的打击,对治疗效果担心,对手术恐惧,加强与患者沟通,做好心理护理。

7. 饮食护理

暂禁食、水,彩超结果提示无胃肠道损伤时,可进食、水。

8. 休息与活动

昏迷患者,护士给予被动按摩躯干和四肢;神志清楚可配合患者,可在护士帮助下行躯干和四肢的轻度活动;活动后无心慌、气促、呼吸困难且病情允许能下床的患者,可鼓励其下床活动。

【并发症护理】

1. 出血

严密监测生命体征,定期检查切口敷料及引流管旁有无出血或渗血,严密观察胸腔引流液的颜色、性质及量并记录。如胸腔引流有鲜血引出,每小时超过 200 mL,伴有进行性血压下降、脉搏细弱、面色苍白、烦躁等失血倾向,存在胸腔活动性出血的可能,应立即汇报医生,并做好剖胸探查术前准备。

2. 肺不张、肺部感染

患者若出现烦躁不安、不能平卧、心动过速、体温增高、哮鸣音、发绀、呼吸困难等症状,动脉血气分析证实为低氧、高碳酸血症,应立即遵嘱行鼻导管吸痰或协助医生行纤维支气管镜吸痰,病情严重可行气管切开,以确保呼吸道通畅。

3. 肺水肿

表现为呼吸困难、发绀、心动过速、咳粉红色泡沫样痰、双肺湿啰音。需立即减慢输液速度、控制液体入量,吸氧,保持呼吸道通畅,遵医嘱给予心电监护、强心、利尿、镇静及激素治疗,并安抚患者的紧张情绪,做好心理疏导工作。

【出院指导】

（1）保持室内环境安静、舒适,温、湿度适宜,避免受凉。

（2）活动量循序渐进,以自身不感到累为准。

（3）多做深呼吸运动,锻炼心肺功能。

（4）合理膳食,保持大便通畅。

第四节　肋骨骨折

肋骨骨折在胸部伤中最为常见,占 61% ~ 90% 。骨折多发生在第 4 ~ 7 肋,不同的外界暴力作用方式所造成的肋骨骨折病变可具有不同的特点。作用于胸部局限部位的直接暴力所引起的肋骨骨折,断端向内移位,可刺破肋间血管、胸膜和肺,产生血胸和（或）气胸。间接暴力如胸部受到前后挤压时,骨折多在肋骨中段,断端向外移位,刺伤胸壁软组织,产生胸壁血肿。枪弹伤或弹片伤所致肋骨骨折常为粉碎性骨折。

【评估/观察要点】

（1）评估患者的呼吸及血氧饱和度变化。

（2）观察患者生命体征,判断有无活动性出血情况。

（3）观察有无反常呼吸运动。

【护理诊断】

1. 疼痛

与骨折、胸部组织损伤有关。

2. 清理呼吸道无效

与胸部疼痛、咳嗽无力有关。

3. 潜在并发症

肺部感染。

【护理措施】

1. 术前护理

(1)心理护理:了解患者思想状况,解除顾虑,介绍疾病相关知识,以取得患者的合作。

(2)疼痛护理:妥善固定胸部,遵医嘱镇痛,患者咳嗽、咳痰时,协助和指导患者用双手按压胸壁,以减轻疼痛。

(3)保持呼吸道通畅:定时给予雾化吸入,指导患者进行深呼吸训练,教会其有效咳痰的方法。咳嗽时让患者采取坐位,深吸气并屏气 3~5 s 后用力从胸部深处咳嗽,不要从口腔后面或咽喉部咳嗽,也可轻轻进行肺深部咳嗽,将痰引至大气管处,再用力咳出。

(4)嘱患者高热量、高蛋白、高维生素饮食,不能进食者静脉补充液体,纠正贫血,维持水、电解质平衡。注意口腔卫生,不能进食者,给予口腔护理。戒烟、酒。

(5)指导患者进行床上排尿、排便训练。

(6)术前 1 d 行交叉配血试验,术日晨备皮。备胸腔闭式引流瓶 1 套、多头胸带 1 条。

2. 术后护理

(1)密切监测病情变化:观察患者意识状态、呼吸型态,伤口渗血、渗液情况。术后连测 3 d 体温,每天 4 次,高热者,体温>38 ℃时可进行药物治疗,体温<38 ℃时可进行物理降温。

(2)体位:患者未清醒时去枕平卧,清醒后半卧位(抬高床头 30°~45°),可减轻局部充血和水肿,同时使膈肌下降,增加肺活量,有利于气体交换、引流;下肢做踝泵运动,预防静脉血栓。

(3)保持呼吸道通畅:麻醉未清醒前将患者头偏向一侧,防止呕吐物吸入呼吸道,避免肺部并发症。如有胃扩张,给予胃肠减压。给予吸氧 3~5 L/min 至生命体征平稳。协助患者排痰并注意保护伤口减轻疼痛,遵医嘱给予雾化吸入、机械深度排痰,训练患者吹气球、使用呼吸训练仪。

(4)引流管的护理:严格无菌操作,紧密衔接,妥善固定各引流管保持管道通畅,无扭曲、打折、受压等,定时挤压。密切观察引流液的性质、颜色及量,并准确记录。若患者血压下降、脉搏增快、尿量减少、烦躁不安、呈贫血貌,胸腔闭式引流术后 2~3 h 内每小时引流量>200 mL,呈鲜红色,立即通知主管医生,给予止血药、输血,必要时做好开胸止血准备。

（5）疼痛护理:评估疼痛的程度,分散患者注意力,必要时遵医嘱使用镇痛泵或使用止痛药物。

（6）饮食护理:常规拔除气管插管 6 h 饮少量温开水,无恶心、呕吐等不适进流质食物,术后以高蛋白、高热量、富含维生素易消化的饮食为主,不能进食者按医嘱给予鼻饲饮食或静脉营养支持治疗,保证营养的供给。

（7）休息与活动:患者在麻醉未清醒前,护士给予被动按摩躯干和四肢;全麻清醒后,可在护士帮助下行躯干和四肢的轻度活动;活动后无心慌、气促、呼吸困难且病情允许能下床的患者,可鼓励其下床活动。

【并发症护理】

1．出血

严密监测生命体征,定期检查切口敷料及引流管旁有无出血或渗血,严密观察胸腔引流液的颜色、性质及量并记录。

2．肺不张、肺部感染

定时协助患者有效咳痰,保持呼吸道通畅,让患者进行吹气球、深呼吸等呼吸功能训练,预防肺不张、肺部感染的发生。保持胸腔闭式引流瓶始终低于胸腔出口平面,避免引流液反流引起逆行感染。

【出院指导】

（1）保持室内环境安静、舒适,温、湿度适宜,避免受凉。

（2）活动量循序渐进,以自身不感到累为准。

（3）多做深呼吸运动,锻炼心肺功能。

（4）合理膳食,保持大便通畅。

第五节　胸骨后甲状腺肿

胸骨后甲状腺肿位于前纵隔,与颈部甲状腺有直接联系,又称为继发性胸骨后甲状腺肿。

【评估/观察要点】

（1）观察有无因肿块压迫气管而导致的呼吸困难、急性出血引起的呼吸道梗阻，以及吞咽困难、喉返神经麻痹、上腔静脉压迫等症状。

（2）观察有无出血、甲状腺危象、喉返神经的损伤等并发症的发生。

【护理诊断】

1.清理呼吸道无效

与全麻后咳嗽无力、痰液黏稠、切口疼痛不敢咳嗽有关。

2.疼痛

与手术创伤、引流管摩擦有关。

3.引流管脱出的危险

与翻身活动时引流管扭曲、折叠、受压有关。

4.潜在并发症

呼吸困难、单侧喉返神经损伤、喉上神经损伤、甲状旁腺损伤。

【护理措施】

1.术前护理

（1）了解患者思想状况，解除顾虑，树立信心，并介绍术后注意事项；讲解各种管道的作用，如胸腔闭式引流管、胃管、尿管、氧气管；讲述术后并发症的预防方法，以取得患者的合作。

（2）了解患者健康情况，每日测量生命体征。

（3）嘱患者高热量、高蛋白、高维生素饮食，不能进食者静脉补充液体，纠正贫血，维持水、电解质平衡。注意口腔卫生，不能进食者，给予口腔护理。戒烟、酒。

（4）指导患者进行床上排尿、排便训练。

（5）术前1 d行交叉配血试验、术日晨备皮。

2.术后护理

（1）密切监测病情变化：观察患者意识状态，呼吸型态，伤口渗血、渗液情况。术后连测 3 d 体温,每天 4 次,高热者,体温>38 ℃时可进行药物治疗,体温<38 ℃时可进行物理降温。

(2)取半卧位:抬高床头 30°~45°,减少颈部张力,利于伤口引流和呼吸,减轻头部充血,缓解疼痛。

(3)保护呼吸道通畅:预防气道梗阻及呼吸道感染,加强呼吸道护理,保持呼吸道通畅,预防肺部并发症。密切观察呼吸情况,若出现脉速、烦躁、极度呼吸困难及颈部肿胀,及时通知医生处理。

(4)引流管护理:术后 2 h 内引流量不应超过 30 mL,以后每 2 h 引流量依次减半。术后 12~24 h 仅有少量血性渗液。若术后 4~6 h,引流量多于 100 mL 或术后短期内突然增多并有颈部肿胀,立即通知医生处理。

(5)手足抽搐的观察与护理:术后 1~3 d 密切观察患者是否出现口唇麻木、手足抽搐、四肢无力等低钙抽搐症状,发现异常及时通知医生给予钙剂处理。

(6)疼痛护理:评估疼痛的程度,分散患者注意力,必要时遵医嘱使用镇痛泵或使用止痛药物。

(7)饮食护理:拔除气管插管 6 h 后无胃肠道反应及疼痛者可给予温凉流质、清淡易消化饮食。

(8)休息与活动:患者在麻醉未清醒前,护士给予被动按摩躯干和四肢;全麻清醒后,可在护士帮助下行躯干和四肢的轻度活动;活动后无心慌、气促、呼吸困难者,可鼓励其逐渐下床活动。

【并发症护理】

1. 术后出血

多发生在术后 24~48 h 内。术后告知患者尽量减少颈部活动,咳嗽时可用手掌呈"V"字形保护颈部,以减少颈部内出血,术后颈部用冰袋间歇性冷敷 24 h,起到止血作用。观察引流液的性质、颜色和量,有无皮下淤血、颈部肿胀,如切口敷料有较多鲜血渗出,24 h 内渗血量大于 150 mL,颈部肿胀明显,患者出现呼吸困难并进行性加重、烦躁不安,说明有活动性出血,立即通知医生处理。给氧,保持呼吸道通畅,缓解缺氧状况,稳定后清创止血。必要时行气管插管或气管切开术。

2. 甲状腺危象

多发生于术后 12~36 h 内,表现为高热、脉搏快而弱、烦躁不安、谵妄以及昏迷,常伴有呕吐,如处理不及时可导致死亡。遵嘱给予对症处理。

(1)首先给予镇静剂。

(2)静脉连续滴注10%葡萄糖注射液。给予氧气吸入,以减轻组织的缺氧情况。高热患者给予冰帽、冰袋冷敷或75%酒精擦浴。

(3)给予肾上腺皮质激素(氢化可的松或地塞米松),观察用药后效果。

【出院指导】

(1)保持室内环境安静、舒适,温、湿度适宜,避免受凉。

(2)活动量循序渐进,以自身不感到累为准。

(3)指导患者生活规律,戒烟酒,忌食辛辣刺激食物,进食高钙低磷食物,如各种乳制品、豆制品等。

(4)定期门诊复查甲状腺功能,如有心悸、手足震颤、抽搐等症状,及时就诊。

第六节　肺癌

肺癌是最常见的肺部原发性恶性肿瘤,绝大多数起源于支气管黏膜上皮,亦称支气管肺癌,是临床常见的恶性肿瘤,男女比例为(2~3):1。其病因与吸烟、大气污染、职业因素、肺部慢性疾病、人体内在因素有关。早期症状不明显,多半是在体检时发现,随着病程进展可出现刺激性干咳、低热、胸部胀痛、痰中带血。肺外表现有骨关节症状(杵状指)、肩背痛,晚期会出现肺癌疼痛、声音嘶哑、面颈部水肿(压迫上腔静脉)、气促及远处淋巴结转移情况。

【评估/观察要点】

(1)观察有无刺激性咳嗽、咳痰、痰中带血或间断小量咯血、胸闷、气促、发热和胸痛等症状;有无贫血及消瘦等。

(2)了解疼痛的部位和性质。

(3)观察有无远处转移或压迫症状。肺癌侵犯喉返神经,可出现声音嘶哑;压迫上腔静脉,出现上腔静脉阻塞综合征;侵犯胸膜及胸壁,可出现大量血性胸腔积液及持续性剧烈胸痛;癌肿侵入纵隔,压迫食管,可引起吞咽困难;压迫颈交感神经,可引起同侧上眼睑下垂、瞳孔缩小、眼球内陷、面部无汗等颈交感神经综合征(Horner征)。

（4）观察有无低氧血症、肺部感染等术后并发症的发生。

【护理诊断】

1. 清理呼吸道无效

与术后疼痛、痰液黏稠不易咳出有关。

2. 感染

与胸壁切口、引流装置消毒不严有关。

3. 疼痛

与手术创伤有关。

4. 潜在并发症

肺不张、肺部感染、肺水肿。

【护理措施】

1. 术前护理

（1）了解患者思想状况，帮其解除顾虑，树立信心，并介绍术后注意事项，讲解各种管道的作用，如胸腔闭式引流管、深静脉置管、尿管、氧气管；讲述术后并发症的预防方法。

（2）讲解呼吸锻炼对肺部复张的重要性及方法，以取得患者的合作。术前应戒烟3周以上，指导患者进行深呼吸训练，教会其有效咳痰的方法：咳嗽时采取坐位，深吸气并屏气3~5 s后用力从胸部深处咳嗽，不要从口腔后面或咽喉部咳嗽，也可轻轻进行肺深部咳嗽，将痰咳至大气管处，再用力咳出。术前行雾化吸入能有效排除肺底部分泌物，预防术后肺炎、肺不张的发生。

1）呼吸功能的锻炼：告知患者深呼吸及有效咳嗽的意义，以便术后进行有效咳嗽和咳痰，防止肺部并发症的发生。

2）腹式呼吸：指导患者取仰卧位，双手置于腹部，用鼻吸气，吸气时保持胸部不动，腹部上升隆起，屏气1~2 s，以使肺泡张开，呼气时让气体从口中慢慢呼出，尽量将腹壁下降呈舟状腹，呼吸缓慢均匀，频率≤12 次/min。

（3）嘱患者高热量、高蛋白、高维生素饮食，不能进食者静脉补充液体，纠正贫血，维持水、电解质平衡。注意口腔卫生，不能进食者，给予口腔护理。戒烟、酒。

（4）指导患者进行床上排尿、排便训练。

（5）应用洋地黄类药物的患者用药前测脉搏或心率，并观察用药反应及疗效。有心房颤动、心律不齐者,注意心音、心率及节律的变化。心率<60 次/min 或>120 次/min,应立即通知医师。服用洋地黄者术日晨停药。

(6)术前 1 d 行交叉配血试验,术日晨备皮。备胸腔闭式引流瓶 1 套、多头胸带 1 条。

2. 术后护理

(1)密切监测病情变化:观察患者意识状态,呼吸型态,伤口渗血、渗液情况。术后连测 3 d 体温,每天 4 次,高热者,体温>38 ℃时可进行药物治疗,体温<38 ℃时可进行物理降温。全肺切除术后严密观察呼吸情况,有无皮下气肿、气管移位等。全肺切除术后卧床休息 3 ~ 5 d,避免过度用力导致纵隔摆动,引发呼吸循环衰竭。

(2)体位:麻醉清醒、生命体征平稳后取半卧位,常规抬高床头 30° ~ 45°,全肺切除术后取 1/4 健侧卧位。

(3)保持呼吸道通畅:持续低流量吸氧,遵医嘱给予雾化吸入、机械深度排痰,促进肺复张。训练患者有效咳痰、吹气球、使用呼吸训练仪。

(4)引流管的护理:严格无菌操作,紧密衔接,妥善固定各引流管保持管道通畅,无扭曲、打折、受压等,定时挤压。密切观察引流液的性质、颜色及量,并准确记录。若患者血压下降、脉搏增快、尿量减少、烦躁不安、呈贫血貌,胸腔闭式引流术后 2 ~ 3 h 内每小时引流量>200 mL,呈鲜红色,立即通知主管医生,给予止血药、输血,必要时做好开胸止血准备。

(5)肺叶切除术后应严格掌握输液量及输液速度,全肺切除术后应控制钠盐摄入,24 h 补液量控制在 2 000 mL 以内,速度以 20 ~ 30 滴/min 为宜。

(6)疼痛护理:评估疼痛的程度,分散患者注意力,必要时遵医嘱使用镇痛泵或使用止痛药物。

(7)饮食护理:常规拔除气管插管后 6 h 饮少量温开水,无恶心、呕吐等不适进流质食物,术后以高蛋白、高热量、富含维生素易消化的饮食为主,不能进食者按医嘱给予鼻饲饮食或静脉营养支持治疗,保证营养的供给。术后第 1 天半流质饮食,2 ~ 3 d 后逐渐过渡到普食。注意少食多餐,进食速度一定要慢,防止咳嗽,避免食物误吸入肺内引起肺部感染。

(8)休息与活动:患者在麻醉未清醒前,护士给予被动按摩躯干和四肢;全麻清醒后,可在护士帮助下行躯干和四肢的轻度活动;活动后无心慌、气促、呼吸困难者,可鼓励其逐渐下床活动。

【并发症护理】

1. 出血

严密监测生命体征,定期检查切口敷料及引流管旁有无出血或渗血,严密观察胸腔引流液的颜色、性质及量并记录。

2. 肺不张、肺炎

患者若出现烦躁不安、不能平卧、心动过速、体温增高、哮鸣音、发绀、呼吸困难等症状,动脉血气分析证实为低氧、高碳酸血症,应立即遵医嘱行鼻导管吸痰或协助医生行纤维支气管镜吸痰,必要时增加雾化吸入次数,使痰液充分稀释,有利于患者咳痰。病情严重者可行气管切开,以确保呼吸道通畅。

3. 肺大疱破裂

肺切除术后,出现明显呼吸困难、发绀、气管向对侧移位、叩诊呈鼓音、呼吸音明显减弱或消失者,应立即在患侧锁骨中线第 2 肋间行粗针头排气,并协助医生行胸腔闭式引流术。

4. 肺栓塞

突然的剧烈胸痛、呼吸困难、心动过速、发绀、晕厥甚至猝死,往往发生在患者术后经一段时间卧床后初次下地活动行走时。相关因素是手术创伤的应激反应使纤维蛋白溶解系统受到抑制、凝血功能亢进;术中、术后卧床时间长以及术中体位摆放不当,高龄患者或合并有下肢静脉曲张患者血流相对缓慢。护理措施:术中固定患者体位时应避免器具压迫下肢影响下肢血液回流;术中做好保暖措施;鼓励和协助患者卧床期间积极进行下肢活动、定时翻身,尽可能早期下床活动;对于年老体弱者给予下肢按摩,以促进下肢的血液循环。

5. 肺水肿

表现为呼吸困难、发绀、心动过速、咳粉红色泡沫样痰、双肺湿啰音。需立即减慢输液速度、控制液体入量,吸氧,注意保持呼吸道通畅,遵医嘱给予心电监护、强心、利尿、镇静及激素治疗,并安抚患者和家属的紧张情绪,做好心理疏导工作。

6. 支气管胸膜瘘

支气管胸膜瘘是肺切除术后的严重并发症之一,多发生在术后 1 周。术后 3 ~ 14 d 仍持续从胸腔引流管排出大量气体,患者有发热、刺激性咳嗽、痰中带血或咳血痰、呼吸音减低、呼吸困难时,应疑为支气管胸膜瘘。一旦发现上述症状,应立即报告医生,并将患者置于患侧卧位。对于已拔除胸腔引流管者,协助医生立即行胸腔闭式引流。

7.乳糜胸

其临床表现为肺部手术后4~5 d或在患者进食后,胸腔引流液突然增多并呈乳白色浑浊液体或复查胸片突然出现大量的胸腔积液。患者出现胸闷、气短、心悸、脉搏加快、血压下降等循环不足的表现,严重者休克。与术中误伤胸导管有关。观察胸腔引流液的颜色、性质及量,如引流液量多且无减少趋势,为乳白色不凝液体,静置后分3层,上面为油层,加入乙醚后澄清,可确诊为乳糜胸。也有部分患者表现为胸腔引流液减少后再次增多或进食后引流液增多为乳白色,但禁食或在饥饿状态下,引流液呈淡血性或清亮液体,24 h引流量超过1 000 mL。乳糜胸发生一般在术后2~4 d,少数发生在术后24 h,观察患者有无胸闷、气短、心悸、脉搏加快、血压下降等循环不足的表现。一旦出现乳糜胸,应做好以下措施:①嘱患者禁食,因进食可增加淋巴回流量,同时使淋巴漏出量增加,影响瘘口的愈合。②胸腔穿刺抽液或胸腔闭式引流,促使肺膨胀,利于胸膜粘连。③遵医嘱补液,给予肠外营养,维持水、电解质平衡,纠正营养不良。④做好再次开胸手术的准备。25%~50%的患者瘘口可在2周内自行愈合,若成人引流量超过1 500 mL/d,并出现代谢并发症,应行胸导管结扎术。

【出院指导】

(1)保持室内环境安静、舒适,温、湿度适宜。

(2)注意保暖,预防受凉,避免与流感人群的接触。

(3)合理膳食,保持大便通畅。

(4)适当活动,多做深呼吸运动,锻炼心肺功能。出院后2周~3个月复诊。

第七节　食管癌

食管癌是我国常见的恶性肿瘤,在恶性肿瘤死亡总数中占22.34%,仅次于胃癌。男性多于女性,一般为(2~4)∶1,发病年龄多在40岁以上。临床上以食管中段癌多见,下段次之,上段较少,多系鳞癌。贲门部腺癌也可向上延伸累及食管下段。

【评估/观察要点】

（1）评估饮食情况,有无腹胀、腹痛、恶心及呕吐史等。

（2）观察有无进食哽噎感、进行性吞咽困难、胸骨后疼痛、闷胀不适以及咽部异物感,有无持续性胸背疼痛、声音嘶哑、呛咳、贫血、消瘦、恶病质及转移至其他器官所引起的症状。

【护理诊断】

1. 疼痛

与手术后各种管道的刺激、手术造成的组织及神经末梢的损伤、物理切割等引起的炎症反应、手术后患者深呼吸、咳嗽及主动或被动变换体位等基本活动牵拉震荡胸廓及胸壁伤口有关。

2. 清理呼吸道无效

与开胸手术后伤口剧烈疼痛致使患者惧怕咳嗽,全麻后引起呼吸道分泌物增多、纤毛运动减弱、全麻使膈肌受抑制,术后患者疲乏无力,排痰困难有关。

3. 低效型呼吸型态

与疼痛、手术操作对肺部的牵拉、麻醉后呼吸功能的障碍、胸腔积液或积气有关。

4. 生活自理能力缺陷

与疼痛、手术创伤、活动耐力下降、术后留置多根管道有关。

5. 潜在并发症

出血、感染、食管吻合口瘘、胃动力障碍。

【护理措施】

1. 术前护理

（1）了解患者思想状况,帮助其解除顾虑,树立信心,并介绍术后注意事项,讲解各种管道的作用,如胸腔闭式引流管、深静脉置管、胃十二指肠营养管、胃管、尿管、氧气管;讲述术后并发症的预防方法。

（2）讲解呼吸锻炼对肺部复张的重要性及方法,以取得患者的合作。戒烟。术前应戒烟3周以上,指导患者进行深呼吸训练,教会其有效咳痰的方法:咳嗽时采取坐位,深吸气并屏气 3~5 s 后用力从胸部深处咳嗽,不要从口腔后面或咽喉部咳嗽,也可轻轻进行肺深部咳嗽,将痰咳至大气管处,再用力咳出。术前行雾化吸入能有效排除肺底部分泌物,预防术后肺炎、肺不张的发生。

1)呼吸功能的锻炼:告知患者深呼吸及有效咳嗽的意义,以便术后进行有效咳嗽和咳痰,防止肺部并发症的发生。

2)腹式呼吸:指导患者取仰卧位,双手置于腹部,用鼻吸气,吸气时保持胸部不动,腹部上升隆起,屏气 1~2 s,以使肺泡张开,呼气时让气体从口中慢慢呼出,尽量将腹壁下降呈舟状腹,呼吸缓慢均匀,频率 12 次/min。

(3)嘱患者高热量、高蛋白、高维生素饮食,不能进食者静脉补充液体,纠正贫血,维持水、电解质平衡。注意口腔卫生,不能进食者,给予口腔护理。戒烟、酒。

(4)指导患者进行床上排尿、排便训练。

(5)术前 1 日行交叉配血试验,术日晨备皮。备胸腔闭式引流瓶 1 套、多头胸带 1 条。

2. 术后护理

(1)密切监测病情变化:观察患者意识状态,呼吸型态,伤口渗血、渗液情况。术后连测 3 d 体温,每天 4 次,高热者,体温>38 ℃时可进行药物治疗,体温<38 ℃时可进行物理降温。

(2)体位:全麻清醒、生命体征平稳后给予半坐卧位,抬高床头 30°~45°,促进引流液排出。

(3)保护呼吸道通畅:加强呼吸道护理,必要时行鼻导管吸痰或气管镜吸痰,清除呼吸道分泌物,促进肺扩张。

1)正确咳嗽、咳痰:咳痰时患者取坐位或侧卧位,双手护胸并轻压切口,以减轻切口张力。叩拍胸背震动支气管内痰液,使其松动,以利排出。护士或家属应协助患者采取坐位或患侧朝上的侧卧位,护士或家属五指并拢,掌指关节屈曲,有节律地由下至上、由外至内叩拍患者胸背部(图 2-1)。叩拍时用力适度,避免在肋骨、伤口、乳房等处拍打,以免引起患者损伤或剧烈疼痛。嘱患者深吸气后咳嗽,从而避免频繁咳嗽消耗体力,加重缺氧。

2)深吸气膨肺训练:患者放松,先由下至上深吸气使膈肌上抬,然后缓慢将气体全部呼出或进行缩唇式呼吸。

3)每日家属在旁督促患者咳嗽,若痰液黏稠不易咳出可通过雾化吸入稀释痰液。

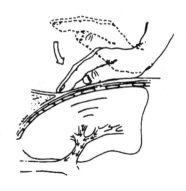

图2-1　叩拍胸背部辅助排痰

4)护士站在非手术侧,从前后胸壁扶持术侧胸廓,轻压伤口,以不限制胸廓膨胀为宜。嘱患者深吸气后用力咳嗽。

5)护士站在手术侧,双手扶住患者的左上腹,在患者咳嗽的同时辅以压力,可增加膈肌作用力,促进排痰(图2-2)。

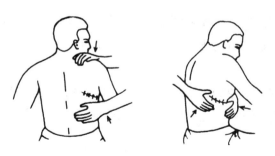

图2-2　协助咳嗽的姿势和方法

(4)胸腔引流管的护理:注意胸腔引流管位置、长度是否适宜,有无扭曲、折叠、脱出,观察胸腔引流管引流是否通畅,水柱波动是否明显,每30 min挤压一次,做管外捏挤。捏挤时先用一只手捏住近胸腔端引流管,另一只手向其下方引流瓶方向挤压。若波动消失,引流量骤减,则有胸管堵塞的可能。密切观察引流液的颜色、量及性质并记录24 h引流总量。若术后3 h内引流量较多,血性、黏稠、色鲜红,每小时超过100 mL,且患者出现烦躁不安、血压下降、脉搏增快、尿量减少等则提示胸内有活动性出血的可能;若引流液中有食管残渣,提示有食管吻合口瘘;若引流液量多,由清亮转混浊,则提示有乳糜胸。术后2~3 d,24 h引流量少于50 mL时,可拔除引流管。

(5)胃肠减压管的护理:防止胃肠减压管扭曲、折叠,定时用生理盐水冲洗胃管。保持胃肠减压管通畅,术后 24～48 h 引流出少量血液,应视为正常,如引出大量血液应立即处理。胃肠减压管应保留 3～5 d 以减少吻合口张力,以利愈合,注意胃管连接准确,固定牢靠,防止脱出。

(6)留置导尿管的护理:保持导尿管的通畅,及时倾倒尿液,定时更换接尿袋,以防尿路感染。

(7)疼痛护理:评估疼痛的程度,分散患者注意力,必要时遵医嘱使用镇痛泵或使用止痛药物。

(8)饮食护理:食管缺乏浆膜层,故吻合口愈合较慢,术后应严格禁食和禁水。术后禁食 3～4 d。禁食期间每日补液 2 500～3 000 mL,注意电解质平衡,补充钾、钠、维生素 C 和 B 族维生素。待患者肠鸣音恢复或排气后方可进食水。术后因禁食、禁水,应定时进行口腔护理。患者以温盐水漱口,每日 3 次,防止口腔感染,减少吻合口瘘发生率。经口进食时间为术后第 5～7 d,如病情无特殊变化,可经口进食,每次 60 mL,每 2 h 一次,间隔期间可给予少量温开水,如无不良反应,可逐日增量,术后第 10～12 天改无渣半流质饮食。观察进食后有无梗阻、疼痛、呕吐、腹泻等情况,若发现异常应暂停饮食。

(9)休息与活动:患者在麻醉未清醒前,护士给予被动按摩躯干和四肢;全麻清醒后,可在护士帮助下行躯干和四肢的轻度活动;活动后无心慌、气促、呼吸困难者,可鼓励其逐渐下床活动。

(10)其他护理:保持病室内适宜的温、湿度,防止患者黏膜干燥,注意保暖,防止上呼吸道感染引起呼吸道分泌物增多而影响痰液的排出。

【并发症护理】

1. 出血

与手术创面大、患者凝血功能障碍或肿瘤破裂有关。临床表现为引流液呈血性、量多,患者出现烦躁不安、皮肤黏膜苍白、末梢湿冷、脉搏快而细数、血压下降、尿量减少等血容量不足的表现。

(1)观察胃肠减压引流液的颜色、性状及量,并做好 24 h 总结。食管癌术后一般 6～12 h 可从胃管内引流少量血性胃液,术后第一个 24 h 引流量 100～200 mL,术后 48 h 引流量约 300 mL,如引流大量血性液,应考虑有活动性出血,应减小负压吸引力,并及时报告医生,及时处理。

(2)观察胸腔闭式引流液的颜色、性状及量,并做好 24 h 总结。食管癌术后一般 24 h 引流量约为 500 mL,如术后胸腔引流液突然增多,呈鲜红色,连续 3 h 超过

200 mL/h,且呈递增趋势,患者表现为面色苍白、表情淡漠、心率加快,应考虑胸腔内活动性出血可能,应立即报告医生,遵医嘱给予止血及补充血容量等措施,必要时做好开胸止血的准备。

（3）严密监测生命体征,观察神志、皮肤黏膜、末梢情况,发现异常及时处理。

（4）定时观察切口渗血情况。

（5）保持引流管通畅,定时挤压,防止血凝块阻塞管道,影响观察病情延误抢救时机。

（6）妥善固定胃管,每日检查胃管固定情况,防止因胃管压迫鼻腔黏膜引起损伤或出血。

2. 感染

与手术创伤、呼吸道分泌物增加、使用侵入性插管、抵抗力降低、皮肤受损有关。临床表现为体温升高、脉率增快、白细胞计数升高、引流液混浊、胸痛、胸闷、乏力、食欲缺乏。伤口感染可见脓性分泌物,局部红、肿、热、痛。

（1）密切观察体温的变化。

（2）指导患者注意保暖,预防感冒。

（3）指导并协助患者进行有效的深呼吸及咳痰,彻底清除呼吸道分泌物。

（4）术前当日认真备皮,切勿损伤皮肤,预防切口感染。

（5）注意保持伤口敷料清洁、干燥,定期换药,观察切口愈合情况,发现感染迹象及时处理。

（6）保持胸腔闭式引流管通畅,防止阻塞;妥善固定,防止引流管口及衔接处脱落;水封瓶液面应低于胸腔 60 cm 左右,搬动患者或更换胸腔闭式引流瓶时须夹闭胸管,防止引流液反流引起逆行感染。胸腔闭式引流装置要求密闭、通畅、无菌。其装置组成:水封瓶的橡皮盖上插有两根长短不一的玻璃管,长管插入瓶内,并没入水面下 2～3 cm,上端接引流管排液或排气;短管一端通大气,另一端插入引流瓶内 3～4 cm,将引流的气体排出。

目前临床上使用的一次性胸腔引流调压水封贮液瓶,由贮液仓、水封仓和调压仓三部分组成。该装置优点:①密闭性能好,能有效防止脱管、倒吸,使用方便,可悬挂于床边,易于转运患者。②贮液仓容量大、标有刻度,便于护士临床观察和记录引流液量。③引流瓶只需每周更换一次,减少了感染机会,同时也大大减少了护理工作量。

（7）引流管一旦滑出,应立即用凡士林纱布封闭伤口,再做进一步处理。

（8）严格掌握拔管指征,术后 48～72 h,引流液<50 mL/d,且颜色变淡,无渗血倾向时,即可拔除。拔管时嘱患者深吸气并屏住呼吸后快速拔除胸管,用无菌凡士林纱布覆

盖伤口;拔管后应注意观察患者呼吸情况,有无胸痛、呼吸困难等症状,观察局部伤口有无渗血、渗液和漏气,并定时更换敷料直至伤口愈合。

(9)严格执行各项无菌操作,遵医嘱合理使用抗生素。

(10)加强高蛋白、高热量、高维生素营养支持,提高机体抵抗力。

3. 食管吻合口瘘

与感染、营养不良、手术操作不当、过早进食有关。其临床表现为持续性的体温升高、脉率增快、白细胞计数升高,胸腔穿刺或胸腔引流液中可见混浊、带臭味液体,混有食物残渣,胸痛、胸闷、呼吸困难、频繁刺激性咳嗽,听诊术侧肺呼吸音明显减弱或消失,严重者出现黄疸、休克,甚至菌血症。

(1)保持持续有效的胃肠减压,充分引流胃内液体及气体,降低吻合口张力,促进吻合口愈合。

(2)妥善固定胃管,并在胃管出鼻尖处做好标记,防止脱出。一旦脱出,不可盲目插入,以免损伤吻合口。

(3)指导并监督患者按规定正确饮食或禁食:胃肠减压期间禁食、水,做好口腔护理。胃肠功能恢复后可少量饮水,次日起进半量流质饮食 3 d,再改为全量流质饮食 3 d,然后给予半流质饮食,2 周后可进软食。护士应注意观察患者进食后有无腹胀、腹痛、恶心、呕吐等不适。有颈部吻合口的患者避免过早采取半坐卧位,并限制颈部过早、过多活动。

(4)遵医嘱给予静脉高营养或空肠营养治疗,提高机体抵抗力。空肠营养的应用:以往食管癌术后肠外营养应用比较广泛,目前食管癌术后早期肠内营养越来越受到人们的重视。具体方法:将十二指肠营养管的顶端插入胃管的第一个侧孔,并用丝线做两处固定,术前留置胃管同时经鼻孔将双管送进胃内,术中切除食管后,分离胃管和营养管,用弯卵圆钳送入幽门以下。

(5)遵医嘱给予抗感染治疗。

(6)严密观察生命体征,胸腔闭式引流液的颜色、性质及量,认真听取患者主诉,如出现胸部剧痛及全身中毒症状时,应及时报告,加强护理。

(7)一旦确诊发生吻合口瘘,应及早做胸腔闭式引流,应用大剂量抗生素控制感染及输血、输液等全身支持治疗。同时停止经口进食,改经胃管或做空肠造瘘供给营养。

4. 胃动力障碍

与手术切除迷走神经引起胃动力减弱;手术后胃进入胸腔,解剖位置发生变化;手术创伤抑制胃液分泌;电解质紊乱;营养不良;不完全性机械性幽门梗阻有关。其临床表现为胸闷、气短、上腹饱胀、溢出性呕吐、胃肠减压量>500 mL/d,X 射线检查示胃内有较高液平面,胃无蠕动或蠕动微弱。

（1）指导患者术后正确饮食,少量多餐,避免暴饮暴食,餐后保持半坐或站立位,并适当活动,借助重力加速胃排空。

（2）维持水、电解质平衡,避免电解质紊乱和营养不良等诱发因素。一旦出现胃动力障碍,应积极纠正水、电解质和酸碱紊乱。

（3）护士应注意观察患者进食后有无腹胀、腹痛、恶心、呕吐等不适,及时发现病情变化。

（4）及时禁食、水,留置胃管,充分胃肠减压,充分引流胃内液体及气体,解除胃潴留。

（5）加强营养,遵医嘱给予静脉高营养或空肠营养。

（6）遵医嘱给予胃动力药物,如多潘立酮、甲氧氯普胺等以增强胃动力,促进胃排空。

5.胃食管反流

与胃食管接合部解剖位置的改变、去神经化影响和体位不当有关。

其临床表现为胃灼热、进食后胸痛、恶心、间歇性吞咽困难（炎症刺激所致）、食管外症状（咽炎、声嘶、呛咳、吸入性肺炎）。

（1）指导患者合理正确进食方法,少量多餐,忌食巧克力、咖啡等高脂、高糖食物;戒烟,避免过量饮酒,餐后保持半坐或站立位,并适当活动;睡前 2～3 h 勿进食,尽量采用低坡卧位（30°）睡眠。

（2）遵医嘱使用抑酸和胃动力药,如雷尼替丁、西咪替丁、奥美拉唑等。

6.尿潴留

与全麻、尿道损伤、镇痛药物的使用、排尿习惯的改变、心理因素有关。其临床表现为主诉下腹胀痛、排尿困难,体检见耻骨上膨隆,叩诊呈浊音。

（1）做好心理护理、解释和安慰工作,解除患者的焦虑和不安。

（2）妥善留置尿管,避免损伤尿道引起排尿困难。

（3）术前 3 d 进行床上排尿的训练,以免因排尿姿势不习惯而导致尿潴留。

（4）拔除尿管前,夹闭尿管 4～6 h,待膀胱充盈患者有尿意后开放,以训练膀胱收缩功能。

（5）病情许可的情况下应尽早拔除尿管,防止泌尿系统感染的发生。对留置导尿者应注意观察患者有无尿道口红、肿、痛、分泌物增多等感染的症状,发现异常,应及时处理。

(6)鼓励患者尽早床上活动或下床活动,对于不能下床者应协助患者抬高上身或采取坐位,尽量以习惯的姿势进行排尿。

(7)对于术后使用镇痛泵的患者可适当延长留置尿管时间。

(8)注意私密性保护措施,为患者创造适合的排尿环境,消除患者窘迫和紧张情绪。

(9)热敷、按摩下腹部以放松肌肉,促进排尿。

(10)利用条件反射诱导排尿,让患者听流水声、温水冲洗会阴部诱导排尿。

(11)如采取各种方法仍不能排尿,应再次行导尿术。

7. 废用综合征

与手术使肋骨、胸骨、多处肌肉受损,手术创伤大,术后剧烈疼痛、疲乏无力,以及身体多根导管等因素造成患者体位和活动受限有关。废用综合征是指机体感受到或可能感受到因不能活动造成的负面作用,个体处于或有可能处于身体系统发生退化或功能发生改变的状态。其主要表现在术侧肩关节强直、手臂活动受限、压疮、肺不张、腹胀等。

(1)鼓励患者术后尽早床上活动或离床活动。早期活动有助于增加肺活量,改善呼吸功能,防止术后肺部并发症,促进胃肠功能恢复,同时下床活动有助于全身肢体功能的锻炼,增强患者自信心,促进早日康复。

(2)患者麻醉清醒,生命体征平稳后给予半卧位,定时协助患者翻身、调整体位等;术后第 1 天病情平稳即可指导患者进行抬臀、翻身或肩臂活动等床上运动;术后第 2 天可鼓励和协助患者床边活动,活动时应注意观察患者病情变化,若出现头晕、心慌、气短、出冷汗、面色苍白等情况,应立即停止活动,卧床休息,监测生命体征,做好相关处理。

(3)指导患者进行术侧手臂及肩部的活动,防止肩关节强直,预防肺不张。可做术侧手臂及肩膀的运动操:①手肘上举,将手肘靠近耳朵,固定肩关节将手臂伸直。②将手臂伸直由下往前向后伸展绕肩关节活动。③双手叉腰,将手肘尽量向肩关节靠拢。④将手臂高举到肩膀高度,手肘弯成 90°,旋转肩膀使手臂在前后划弧。⑤将手臂伸直,掌心向上,往上划至头顶,然后再恢复原来的位置。⑥将手术侧的手肘弯曲,手掌放在腹部,再用健侧手抓住手术侧手腕,拉离腹部划弧,并上举超过头顶,再恢复原来的位置(图 2-3)。鼓励患者自行进行日常活动,如刷牙、洗脸、梳头等。

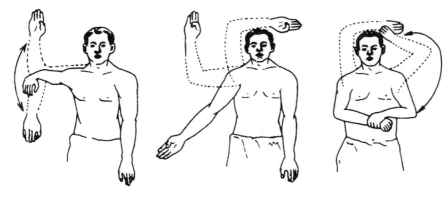

图2-3　胸部手术后术侧上肢与肩部的运动

8.心理问题(焦虑、恐惧)

与预感到个体健康受到威胁,担心疼痛、疾病的预后、创伤性的检查、手术对躯体的打击、环境的改变、基本生理需求得不到满足、角色功能和角色转换不适应有关。焦虑是指个体或群体处于对模糊的、不具体的威胁感到不安或忧虑及自主神经系统受到刺激的状态。其临床表现:①生理方面,心率加快、血压增高、失眠、疲劳、虚弱、口干、肌肉紧张、疼痛、感觉异常、面色苍白或潮红;②心理方面,忧郁、恐惧、无助感、神经紧张、控制力差、易激动、没有耐心、哭泣、抱怨、不能面对现实;③认知方面,注意力不集中、缺乏对环境的认识。

(1)建立良好的护患关系,鼓励患者主动表达自己的内心感受或疑问,耐心解释,给予正确及时的心理疏导,减少和消除患者的不良情绪,以积极的心态接受治疗和护理。

(2)评估患者的焦虑程度,观察患者的言行举止,身心状态有无异常,如心率加快、血压增高、失眠、疲劳、面色苍白或潮红等,做好相应的护理措施。

(3)对于有焦虑的患者,鼓励其倾诉原因,对于有手术顾虑的患者,护士应详细介绍术前准备的内容、各项检查的目的、手术时间、麻醉的方式、术后恢复的进程及患者配合的注意事项等;请其他患者作现身说法教育,尽可能消除患者的顾虑。

(4)组织患者进行适当的活动或采取松弛疗法,分散患者的注意力。

(5)为患者创造良好的休息治疗环境,向患者详细介绍病区环境,安排与积极乐观的病友同住,尊重患者,保持病室安静整洁,减少灯光、噪声、疼痛的刺激。

(6)告知家属患者产生焦虑的原因和表现,请患者家属共同参与,及时给予患者心理安慰和支持。

【出院指导】

（1）休息与运动：注意休息，活动循序渐进，以自身不累为准。

（2）注意保暖，预防受凉，避免与流感人群的接触。

（3）生活规律，禁烟酒，保持心情愉快，保持大便通畅。

（4）日常进食高蛋白、高热量、高维生素、富含膳食纤维、易消化软食，禁霉变、腌制食物，避免过油及粗糙、硬质食物，注意少食多餐。

（5）遵医嘱定时来院复查，不适随诊。

第八节　支气管扩张症

支气管扩张症是支气管壁及其周围肺组织慢性化脓性炎症和纤维化，使支气管壁的肌肉和弹性组织破坏，导致支气管变形及持久扩张，多见于青壮年。对于反复呼吸道急性感染或大咯血，病变局限在一叶或一侧肺组织，内科治疗无效而全身状况良好者，可进行手术切除病变肺段或肺叶。

【评估/观察要点】

（1）有无反复发作的呼吸道和肺部感染史。

（2）有无高热、气短、呼吸困难、发绀及休克等症状。

（3）有无消瘦、贫血、营养不良或杵状指（趾）。

（4）观察症状和体征：有无咳痰、咯血，尤其是清晨起床时有无剧烈咳嗽、咳痰、痰中带血或大量咯血。

【护理诊断】

1. 清理呼吸道无效

与痰多黏稠和无效咳痰有关。

2. 营养失调

与慢性感染导致机体消耗有关。

3. 潜在并发症

大咯血、窒息。

【护理措施】

1. 术前护理

（1）呼吸道护理：戒烟酒；讲解呼吸锻炼（深呼吸、有效咳痰）对肺部复张的重要性及方法；观察咳痰的性状、颜色、量、咯血的量和次数；正确采集痰标本，送细菌培养以及痰脱落细胞学检查；鼓励并指导患者做腹式呼吸和有效排痰，因疼痛影响排痰者，可遵医嘱给予镇痛处理。通常每天于饭前及睡前进行体位引流，根据患者耐受情况持续 10～20 min。体位引流时护士应守候在患者身旁，顺引流方向轻拍患者背部，以提高引流效果（图 2-4）。

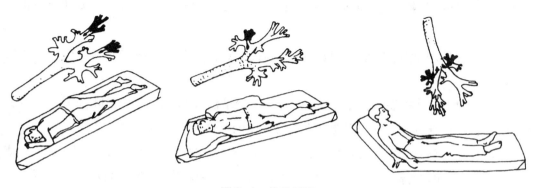

图 2-4 体位引流

（2）咯血的护理：备好抢救物品，避免搬动患者。小量咯血者应静卧休息，大量咯血者绝对卧床休息并头偏向一侧。患者发生大咯血时，确保呼吸道通畅，及时清理口腔及呼吸道的血液，紧急情况下可采用头低足高位行体位引流，同时轻拍其背，以免发生窒息。牙关紧闭者应用开口器及舌钳协助清除气道内积血，必要时行气管插管或气管镜下吸取血块。

（3）心理护理：了解患者思想状况，帮助其解除顾虑，树立信心，介绍疾病相关知识，如手术的目的、方法、过程及术后恢复情况，讲解各种管道的作用，如胸腔引流管、深静脉置管、尿管、氧气管，让患者积极地配合治疗和护理。

（4）术前 1 d 行交叉配血试验、术日晨备皮。备胸腔闭式引流瓶 1 套、多头胸带 1 条。

2. 术后护理

（1）密切监测病情变化：严密观察体温、脉搏、呼吸、心率、血压及血氧饱和度变化。

（2）体位：麻醉清醒、生命体征平稳后取半卧位（抬高床头 30°～45°）。对痰量多的患者,在病情许可的情况下可采用体位引流的方法,使患侧肺朝上,引流支气管开口朝下,2~3次/d,每次5~10 min,同时鼓励患者深呼吸及有效咳嗽,减少肺部并发症的发生。

(3)保持呼吸道通畅:麻醉未清醒前头偏向一侧,防止呕吐物吸入呼吸道,避免肺部并发症。拔除气管插管后,遵医嘱给予雾化吸入、机械深度排痰。训练患者有效咳痰、吹气球、使用呼吸训练仪。

(4)引流管的护理:严格无菌操作,紧密衔接,妥善固定各引流管并保持管道通畅,无扭曲、打折、受压等,定时挤压。密切观察引流液的性质、颜色及量,并准确记录。若患者血压下降、脉率增快、尿量减少、烦躁不安、呈贫血貌,胸腔闭式引流术后2~3 h内每小时引流量>200 mL,呈鲜红色,立即通知主管医生,给予止血药、输血,必要时做好开胸止血准备。

(5)疼痛护理:评估疼痛的程度,分散患者注意力,必要时遵医嘱使用镇痛泵或使用止痛药物。

(6)饮食护理:常规拔除气管插管后6 h饮少量温开水,无恶心、呕吐等不适进流质食物,术后以高蛋白、高热量、富含维生素易消化的饮食为主,少食多餐。

(7)休息与活动:患者在麻醉未清醒前,护士给予被动按摩躯干和四肢;全麻清醒后,可在护士帮助下行躯干和四肢的轻度活动;活动后无心慌、气促、呼吸困难者,可鼓励其逐渐下床活动。

【并发症护理】

1. 出血

严密监测生命体征,定期检查切口敷料及引流管旁有无出血或渗血,严密观察胸腔引流液的颜色、性质及量并记录。

2. 肺不张、肺部感染

定时协助患者有效咳痰,保持呼吸道通畅,让患者进行吹气球、深呼吸等呼吸功能训练,预防肺不张、肺部感染的发生;保持胸腔闭式引流瓶始终低于胸腔出口平面,避免引流液反流引起逆行感染。

3. 支气管胸膜瘘

支气管胸膜瘘是最严重的术后并发症。应保持胸腔引流管的通畅,早期鼓励患者咳嗽、咳痰,加强肺复张锻炼,消灭残腔,防止残腔积液、感染,预防支气管胸膜瘘的发生。

一般多发生在术后 1 周。术后 3～14 d 仍持续从胸腔引流管排出大量气体,患者有发热、刺激性咳嗽、痰中带血、呼吸音减低、呼吸困难时,应疑为支气管胸膜瘘。一旦发现上述症状,应立即报告医生,并将患者置于患侧卧位。对于已拔除胸腔引流管者,协助医生立即行胸腔闭式引流。

【出院指导】

(1)多做深呼吸运动、腹式呼吸及有效咳嗽,锻炼肺功能。

(2)劳逸结合,加强锻炼,提高机体抵抗力,预防感冒。避免去人多拥挤的地方,必要时应戴口罩,注意室内空气调节,预防上呼吸道感染。

(3)饮食宜进高蛋白质、高热量、高维生素及粗纤维食物,保证营养供给。

(4)生活规律,保持大便通畅,必要时给予缓泻剂。

(5)遵医嘱定期复查。

第九节　自发性气胸护理

自发性气胸是由于肺部疾病使肺组织和脏层胸膜破裂,或由于靠近肺表面的微小肺泡和肺大疱破裂,肺和支气管内空气进入胸膜腔所致。气胸分为闭合性气胸、开放性气胸、张力性气胸三类。对于闭合性气胸,小量气胸一般可在 1～2 周自行吸收,不需特别处理;中、大量气胸需行胸腔穿刺,或放置胸腔闭式引流管,促使肺尽早膨胀。开放性气胸须尽快封闭胸壁创口,变开放性气胸为闭合性气胸。张力性气胸最首要的急救在于迅速行胸腔排气解压,可用大号针头在锁骨中线第 2 肋间刺入胸膜腔,即刻排气减压。

【评估/观察要点】

(1)评估患者呼吸、缺氧程度。

(2)观察患者是否在用力咳嗽、持重物、屏气或剧烈活动后突发胸痛、胸闷或呼吸困难。若出现发绀、大汗、严重气促、心动过速和低血压时应考虑张力性气胸的发生。

(3)观察有无血气胸、脓气胸、纵隔气肿和皮下气肿等并发症的发生。

【护理诊断】

1. 低效性呼吸型态

与肺扩张能力下降、疼痛、缺氧有关。

2. 疼痛

与气体刺激胸膜或胸腔置管有关。

3. 有感染的危险

与胸腔气道相通及胸腔置管有关。

【护理措施】

1. 术前护理

(1)生命体征的监测:密切观察患者的意识、血压、呼吸、脉搏、血氧饱和度、皮下气肿等情况。

(2)呼吸道管理:无呼吸困难者,可不用吸氧,应以限制活动、卧床休息为主;有明显呼吸困难或胸痛者,应取半坐卧位,低流量吸氧,适当应用止痛药物。

(3)积气较多者行胸腔闭式引流术。

(4)戒烟酒,讲解呼吸锻炼(深呼吸、有效咳痰)对肺部复张的重要性及方法。术前1 d 行交叉配血试验,术日晨备皮。备胸腔闭式引流瓶 1 套、多头胸带 1 条。

2. 术后护理

(1)密切监测病情变化:严密观察患者体温、脉搏、呼吸、心率、血压及血氧饱和度变化。

(2)体位:麻醉清醒、生命体征平稳后取半卧位,抬高床头 30°～45°,促进引流液排出。

(3)保持呼吸道通畅:遵医嘱给予雾化吸入、机械深度排痰,必要时吸痰。训练患者有效咳痰、吹气球、使用呼吸训练仪。

(4)引流管的护理:严格无菌操作,紧密衔接,妥善固定各引流管并保持管道通畅,无扭曲、打折、受压等,定时挤压。密切观察引流液的性质、颜色及量,并准确记录。术后患者在咳嗽、深呼吸后会有气体自引流管逸出,这种现象是正常的,必要时将胸腔闭式引流瓶接负压吸引。漏气情况分为三度:轻度漏气,患者咳嗽或用力屏气时,有气泡自水封瓶逸出;中度漏气,患者在用力屏气及深呼吸时有气泡自水封瓶逸出,而在平静呼吸时则无;重度漏气,平静呼吸时也有较多的气泡持续自水封瓶中逸出。

(5)疼痛护理:评估疼痛的程度,分散患者注意力,必要时遵医嘱使用镇痛泵或使用止痛药物。

(6)饮食护理:常规术后6 h饮少量温开水,无恶心、呕吐等不适进流质食物,术后以高蛋白、高热量、富含维生素易消化的饮食为主,少食多餐。

(7)休息与活动:患者在麻醉未清醒前,护士给予被动按摩躯干和四肢;全麻清醒后,可在护士帮助下行躯干和四肢的轻度活动;活动后无心慌、气促、呼吸困难者,可鼓励其逐渐下床活动。

【并发症护理】

1.血气胸

小的出血可自行停止,大的血气胸除了胸痛、胸闷外,还有血压下降、脉搏细速、面色苍白等出血性休克症状,需严密监测生命体征、中心静脉压、尿量;定时挤压引流管,保持引流管通畅,观察引流液的颜色、性质、量并记录;记录每小时的出入量,根据出入量、中心静脉压力进行输液速度的调节;遵医嘱应用止血药物,必要时做好开胸止血的术前准备。

2.脓气胸

当患者出现发热、胸痛、胸腔引流液混浊甚至呈脓性时,提示有脓气胸,需保持胸腔引流管通畅,充分引流,注意患者的体温及生命体征变化,遵医嘱进行抗感染治疗及营养支持。

3.纵隔气肿和皮下气肿

需保持胸腔引流管的通畅,使气体充分排出,必要时胸腔闭式引流瓶持续接负压吸引排气。纵隔气肿张力过高而影响呼吸和循环者,可做胸骨上窝穿刺或切开排气。

【出院指导】

(1)预防上呼吸道感染,避免剧烈咳嗽。适当体育锻炼,避免剧烈运动。

(2)保持大便通畅,平时多吃粗纤维食物。

(3)气胸痊愈后,3个月内避免抬举重物,避免屏气用力,预防复发。

(4)坚持呼吸锻炼,改善肺功能。一旦出现胸痛、呼吸困难立即到医院就诊。

第十节　创伤性窒息

创伤性窒息是闭合性胸部伤中一种较为少见的综合病症,又称胸部挤压伤,其发生率占胸部伤的2%～8%。它是由钝性暴力作用于胸部的瞬间,伤者声门突然紧闭,气管及肺内空气不能外溢,引起胸膜腔内压骤然升高,压迫心脏及大静脉所致。由于上腔静脉系统缺乏静脉瓣,这一突然高压使右心血液反流而引起静脉过度充盈和血液淤滞,并发广泛的毛细血管破裂和点状出血,甚至小静脉破裂出血所致的上半身广泛皮肤、黏膜的末梢毛细血管淤血及出血性损害。

【评估/观察要点】

(1)患者的生命体征及瞳孔变化。

(2)患者的呼吸频率、节律及血氧饱和度变化,有无皮下气肿现象。

(3)患者是否视物清晰。

【护理诊断】

1.清理呼吸道无效

与疼痛、不能有效咳痰有关。

2.气体交换受损

与胸部挤压伤有关。

3.疼痛

与机械创伤有关。

【护理措施】

1.体位

抬高床头30°～45°,休克者应去枕平卧。

2.严密观察患者有无合并损伤

每30 min测血压、脉搏、呼吸1次,必要时随时测量。有异常情况及时通知医生,并配合医生妥善处理。

3. 保持呼吸道通畅,维持足够的通气量

①及早给氧:对于重症患者,在呼吸道通畅情况下,可给予高流量氧疗。②对于呼吸困难者应保持呼吸道通畅,行气管插管或气管切开,使用机械通气,纠正低氧血症。

4. 做好心理护理

因为突然受伤,加上外观上的显著改变,患者往往感到紧张、害怕,护理人员要热情、耐心做好安慰、解释工作,消除患者的恐惧心理,取得其配合。

【并发症护理】

1. 脑水肿

创伤性窒息中枢神经系统症状主要是脑缺氧和脑水肿引起的颅内压升高所致,及时处理脑水肿能预防脑疝发生。

(1)保持呼吸道通畅,清除呼吸道异物或切开气管,及时吸痰,预防脑缺氧。

(2)正确使用脱水利尿药物,减轻脑水肿。

(3)高压给氧。

(4)给予能量合剂,纠正代谢紊乱。

(5)清除低渗性因素,必要时补充钠,限制水分输入。

(6)护理人员要密切观察病情变化,注意有无反跳现象出现,及时通知医生,按不同病因及病情进行处理。

2. 心肌挫伤及肺挫伤

创伤性窒息在有肺挫伤时,常有心肌挫伤伴随存在。

(1)使用呼吸机,用机械通气帮助呼吸的方法最为有效。早期应用,不仅可以减轻自主呼吸时呼吸肌的工作量和耗氧量,并可增加肺泡通气量和给氧量,有助于消除肺水肿,预防肺不张,并使已萎陷的肺泡重新膨胀。

(2)给予雾化吸入,避免呼吸道干燥。

(3)应用呋塞米等利尿药,同时提高血浆白蛋白含量,使血浆胶体渗透压增高,以利于消除肺水肿。

(4)心电图有改变者应用能量合剂。

(5)护理人员要熟悉呼吸机和心电监护仪的使用和管理,了解治疗中可能出现的问题。

3.视网膜及神经损伤

眼部症状是创伤性窒息的主要表现,约20%的患者因球后淤血、水肿而致眼球突出。多数伤后有视力障碍或丧失,是视网膜水肿、出血,视神经供血不足或神经鞘内出血等原因造成的。

(1)早期使用类固醇类药物控制炎症。

(2)患者绝对卧床休息,取一定角度的头高脚低位或根据医嘱用沙袋固定头部。

(3)协助患者日常生活,但不要移动头部。

(4)注意预防并发症,如感冒、咳嗽等。

【出院指导】

(1)生活规律,劳逸结合。

(2)注意休息,避免受凉,避免去人多的地方。

(3)高蛋白、高热量、高维生素易消化饮食。

(4)定时复查,不适随诊。

第十一节　纵隔肿瘤

纵隔肿瘤可以发生在任何年龄,但以青、中年多见。大多数肿瘤是在无症状的情况下于体检时被发现。纵隔肿瘤的诊断与治疗是纵隔外科的重要部分。其中上、前纵隔中常见的肿瘤为胸腺瘤、生殖细胞肿瘤、淋巴瘤,以及胸内甲状腺、甲状旁腺肿瘤;中纵隔中大多数病变是淋巴瘤或淋巴结的继发性肿瘤;发生于后纵隔的肿瘤大多数为神经源性肿瘤,淋巴的病变也可发生在此。

【评估/观察要点】

一般无典型症状和体征,小部分表现为胸闷、胸痛、咳嗽、气促、长期低热及贫血,多为良性。

【护理诊断】

1.清理呼吸道无效

与术后伤口疼痛、呼吸道分泌物阻塞有关。

2. 疼痛

与肿瘤压迫及手术创伤有关。

3. 舒适的改变

与术后留置管道、切口疼痛有关。

4. 潜在并发症

出血、肺不张、肺部感染。

【护理措施】

1. 术前护理

（1）观察患者的胸闷及呼吸困难情况，必要时低流量吸氧，保持呼吸道通畅，取半坐卧位。对于水肿明显者，给予记录 24 h 出入量。

（2）如有上腔静脉压迫征者，禁做上肢静脉滴注。

（3）戒烟酒，讲解呼吸锻炼对肺部复张的重要性及方法，指导患者进行呼吸功能锻炼，包括腹式呼吸、缩唇呼吸、使用呼吸功能锻炼器。

1）腹式呼吸：指吸气时腹部凸起，吐气时腹部凹陷的呼吸法。让患者取坐位或平卧位、半卧位，屈膝，放松腹部肌肉，将双手分别放在上腹部和前胸部，来感觉胸腹部的运动。用鼻较慢、较深地吸气，此时膈肌松弛，腹部膨隆，坚持几秒，呼气时，腹肌收缩，放于腹部的手有下降感。患者可每天进行练习，每次做 5 ~ 15 min，每天训练以 5 ~ 7 次为宜，逐渐养成平稳而缓慢的腹式呼吸习惯。需要注意的是，呼吸要深长而缓慢，尽量用鼻而不用口。训练腹式呼吸有助于增加通气量，降低呼吸频率，还可增强咳嗽、咳痰能力。

2）缩唇呼气法：就是以鼻吸气，缩唇呼气，即在呼气时，收腹，胸部前倾，口唇缩成吹口哨状，使气体通过缩窄的口唇缓缓呼出。吸气与呼气时间比为 1∶（2 ~ 3）。要尽量做到深吸慢呼，缩唇程度以不感到费力为适度。每分钟 7 ~ 8 次，每天锻炼 2 次，每次 10 ~ 20 min。

3）呼吸功能锻炼器训练：患者嘴紧紧含住吸气口，吸气时进入三球仪的空气将 3 个球在各自的小室里向上推。首先靠近试管连接处的第 1 个球会向上走直达顶端，然后中间小室里的球会向上走，最后第 3 个球也会被推起来。当吸气停止后，球会落下回到最初的位置。

（4）心理护理：了解患者思想状况，帮助其解除顾虑，树立信心。介绍疾病相关知识，如手术的目的、方法、过程及术后恢复情况，讲解各种管道的作用，如胸腔引流管、深静脉置管、尿管、氧气管,让患者积极地配合治疗和护理。

(5)术前 1 d 行交叉配血试验,术日晨留置胃管,常规备皮。备胸腔闭式引流瓶 1 套、多头胸带 1 条。

2. 术后护理

(1)密切监测病情变化:严密观察体温、脉搏、呼吸、心率、血压及血氧饱和度变化。

(2)体位:麻醉清醒、生命体征平稳后取半卧位,抬高床头 30° ~ 45°,促进引流液排出。

(3)保持呼吸道通畅:遵医嘱给予雾化吸入、机械深度排痰,必要时吸痰。训练患者有效咳痰、吹气球、使用呼吸训练仪。

(4)维持术后早期循环稳定:给予患者有创血压监测及中心静脉压(CVP)监测,术后早期适当地控制晶体入量,必要时做强心、利尿处理。

(5)引流管的护理:严格无菌操作,紧密衔接,妥善固定各引流管并保持管道通畅,无扭曲、打折、受压等,定时挤压。密切观察引流液的性质、颜色及量,并准确记录。

(6)疼痛护理:评估疼痛的程度,分散患者注意力,必要时遵医嘱使用镇痛泵或使用止痛药物。

(7)饮食护理:拔除气管插管 6 h 饮少量温开水,无恶心、呕吐等不适进流质食物,术后以高蛋白、高热量、富含维生素易消化的饮食为主,少食多餐。

(8)休息与活动:患者在麻醉未清醒前,护士给予被动按摩躯干和四肢;全麻清醒后,可在护士帮助下行躯干和四肢的轻度活动;活动后无心慌、气促、呼吸困难者,可鼓励其逐渐下床活动。

【并发症护理】

1. 切口感染

保持切口敷料清洁、干燥,同时观察切口有无红、肿、热、痛等炎症表现,如有异常,及时报告医生采取抗感染治疗。

2. 气管塌陷

由于气管长期受压,术后可能会出现气管塌陷,应严密观察呼吸节律、频率及血氧饱和度变化,床旁备气管插管及气管切开包,避免气管塌陷导致严重呼吸困难。

3. 手足抽搐

手足抽搐为甲状旁腺被误切或供血不足所致。血钙下降至 2.0 mmol/L 以下,轻者面唇、手足麻木,重则四肢抽搐。预防应强调术中保护好甲状旁腺安全区域,避免甲状旁腺被误切或丧失血供。

4. 膈肌麻痹

肿瘤侵犯或术中损伤膈神经,部分单侧膈肌麻痹患者主诉剧烈活动时有呼吸困难。早期患者可在皮下埋置电极以刺激膈神经,使膈神经恢复收缩功能,达到改善通气的目的。单侧膈肌麻痹通常无明显症状,无须特殊治疗;双侧膈肌麻痹引起严重的呼吸困难和呼吸衰竭时,多数需要呼吸机辅助呼吸,应首选无创机械通气,当无创机械通气不能达到理想通气效果时,可考虑气管切开。对于双侧膈神经永久性麻痹的患者,当基础病稳定时,可考虑进行膈肌折叠术,通过缩短膈肌的长度来增强膈肌被动向上牵拉的张力。

5. 肺炎和肺不张

由于麻醉药的不良反应,患者的膈肌受抑制,患者术后疼痛、咳嗽无力、胸带包扎过紧等,限制了患者的呼吸活动,不能有效咳嗽排痰,导致分泌物滞留并堵塞支气管引起肺炎、肺不张,其表现为烦躁不安、不能平卧、心动过速、体温升高、呼吸困难等,血气分析提示低氧血症。其措施主要在于预防,术后给予患者定时雾化吸入、机械深度排痰,嘱患者有效深呼吸及咳痰,必要时进行气管内吸痰,以保持呼吸道通畅。

6. 出血

严密监测生命体征,定期检查切口敷料及引流管旁有无出血或渗血,严密观察胸腔引流液的颜色、性质及量并记录。

7. 重症肌无力危象

胸腺瘤者术后更易发生,因其术前往往已经出现肌无力症状。肌无力症状突然加重,特别是呼吸肌、咽喉肌严重无力,导致呼吸困难,喉头与气管分泌物增多而无法排出,需要人工排痰及呼吸机辅助呼吸。加强监护,督促患者有效咳痰,必要时进行气管内吸痰。凡能影响神经肌肉传导功能的药物应避免使用。

【出院指导】

(1)指导患者饮食要以流食、半流食为主,逐渐过渡到正常饮食,选用易消化的高蛋白、高维生素食物,多食新鲜的蔬菜和水果。

(2)避免劳累、重体力活动,注意休息,预防感冒。

(3)戒烟、酒,多做深呼吸,加强呼吸功能锻炼。

(4)遵医嘱按时服药,定时复查。

第十二节　胸腺瘤并重症肌无力

胸腺肿瘤是指来源于胸腺上皮细胞的肿瘤,是纵隔常见肿瘤之一。重症肌无力是一种神经肌肉接头处传递障碍的自身免疫性疾病。胸腺瘤患者30%～70%伴有重症肌无力,而重症肌无力患者10%～30%合并有胸腺瘤。

【评估/观察要点】

(1)评估患者肌力及吞咽功能。

(2)了解患者服药情况及评估用药后效果及不良反应。

(3)观察有无横纹肌受累后易于疲劳,这种无力现象是可逆的,经过休息或给予抗胆碱酯酶药物即可恢复,但易于复发。

(4)观察有无肌无力危象、胆碱能危象等并发症的发生。

【护理诊断】

1.清理呼吸道无效

与术后伤口疼痛、呼吸道分泌物阻塞有关。

2.疼痛

与肿瘤压迫及手术创伤有关。

3.舒适的改变

与术后留置管道、切口疼痛有关。

4.潜在并发症

出血、肺不张、肺部感染。

【护理措施】

1.术前护理

(1)合理用药:抗胆碱酯酶药物按时、按量服用,并注意观察用药后效果及不良反应,及时调整药物剂量。

(2)休息:与活动四肢无力患者,做好防跌倒坠床的安全指导。

（3）饮食护理:有吞咽困难者,指导使用抗胆碱酯酶药物 30 min 后进食,给予易咀嚼及吞咽的食物,必要时留置胃管鼻饲饮食或给予静脉高营养治疗。

（4）手术晨留置胃管。

（5）戒烟、酒,讲解呼吸锻炼对肺部复张的重要性及方法(深呼吸、有效咳痰)。术前1 d 行交叉配血试验,术日晨备皮。备胸腔闭式引流瓶 1 套、多头胸带 1 条。

2. 术后护理

（1）密切监测病情变化:严密观察体温、脉搏、呼吸、心率、血压及血氧饱和度变化。

（2）重症肌无力危象的观察。

1）观察经皮血氧饱和度,呼吸音,呼吸道分泌物的量、性质及颜色,咳嗽是否有力。观察患者肌力及吞咽有无呛咳等情况。

2）观察是否出现烦躁不安、四肢冰冷、呼吸困难、吞咽困难、瞳孔扩大等症状。

3）观察患者有无恶心、呕吐、腹痛、腹泻、大汗淋漓、流涎、瞳孔缩小、肠鸣音亢进等胆碱能危象的症状。

（3）用药护理。

1）按时、按量口服抗胆碱酯酶药物,安排在患者活动或进食前 30 min 服用。

2）重症肌无力危象者遵医嘱给予抗胆碱酯酶药物(新斯的明)肌内注射,胆碱能危象者遵医嘱给予阿托品肌内注射。

3）根据医嘱给予抗炎、免疫冲击等药物治疗,禁用镇静、镇痛、氨基糖苷类药物,并注意观察用药后效果及不良反应。

（4）体位:麻醉清醒生命体征平稳后取半卧位,抬高床头 30°~45°。

（5）保持呼吸道通畅:麻醉未清醒前头偏向一侧,防止呕吐物吸入呼吸道,避免肺部并发症。协助患者排痰并注意保护伤口减轻疼痛,遵医嘱给予雾化吸入、机械深度排痰。训练患者吹气球、使用呼吸训练仪。

（6）疼痛护理:评估疼痛的程度,分散患者注意力,必要时遵医嘱使用镇痛泵或使用止痛药物。

（7）饮食护理:拔除气管插管后 6 h 饮少量温开水,无恶心、呕吐等不适进流质食物,术后以高蛋白、高热量、富含维生素易消化的饮食为主。

（8）休息与活动:患者在麻醉未清醒前,护士给予被动按摩躯干和四肢;全麻清醒后,可在护士帮助下行躯干和四肢的轻度活动;活动后无心慌、气促、呼吸困难者,可鼓励其逐渐下床活动。

【并发症护理】

肌无力危象胸腺瘤者术后更易发生,因其术前往往已经出现肌无力症状,肌无力症状突然加重,特别是呼吸肌、咽喉肌严重无力,导致呼吸困难,喉头与气管分泌物增多而无法排出,需要排痰及呼吸机辅助呼吸。加强监护,督促患者有效咳痰,必要时进行气管内吸痰。凡能影响神经肌肉传导功能的药物应避免使用。

【出院指导】

(1)重症肌无力患者,嘱其定时、定量口服溴比斯的明,并学会自我评估药物疗效与不良反应,评估肌力,定期复查。

(2)保持情绪稳定,避免过劳、外伤、精神创伤。

(3)避免受凉感冒及各种感染。

(4)按时复查,不适随诊。

第十三节　手足多汗症

手足多汗症是由于交感神经过度兴奋,$T_2 \sim T_4$ 交感神经亢进引起的手掌多汗伴有足底及腋下多汗。轻者手掌湿润,重度者肉眼可见的汗珠,甚至出现滴汗状。

【评估/观察要点】

(1)评估患者的家族史。

(2)观察患者出汗的程度。

【护理诊断】

1.疼痛

与手术创伤有关。

2.清理呼吸道无效

与伤口疼痛造成未有效咳痰有关。

【护理措施】

1. 术前护理

(1)心理护理:了解患者思想状况,介绍疾病相关知识,如手术的目的、方法、过程及术后恢复情况,讲解各种管道的作用及目的,让患者积极地配合治疗和护理。

(2)呼吸道准备:戒烟、酒,指导患者进行腹式呼吸、缩唇呼吸及咳嗽咳痰训练,预防肺部感染、肺不张。

(3)术前 1 d 行交叉配血试验,术日晨备皮,备多头胸带 1 条。

2. 术后护理

(1)密切监测病情变化:严密观察体温、脉搏、呼吸、心率、血压及血氧饱和度变化。

(2)体位:麻醉清醒生命体征平稳后取半卧位,抬高床头 30°~45°。

(3)保持呼吸道通畅:麻醉未清醒前头偏向一侧,防止呕吐物吸入呼吸道,避免肺部并发症。协助患者排痰并注意保护伤口减轻疼痛,遵医嘱给予雾化吸入、机械深度排痰。训练患者吹气球、使用呼吸训练仪。

(4)疼痛护理:评估疼痛的程度,分散患者注意力,必要时遵医嘱使用镇痛泵或使用止痛药物。

(5)饮食护理:拔除气管插管后 6 h 饮少量温开水,无恶心、呕吐等不适进流质食物,术后以高蛋白、高热量、富含维生素易消化的饮食为主。

(6)休息与活动:患者在麻醉未清醒前,护士给予被动按摩躯干和四肢;全麻清醒后,可在护士帮助下行躯干和四肢的轻度活动;活动后无心慌、气促、呼吸困难者,可鼓励其逐渐下床活动。

【并发症护理】

1. 霍纳综合征

霍纳综合征是本手术后最严重的并发症,是由于颈交感神经节受累损伤造成。本症临床可表现为典型的三联征:眼裂变小、瞳孔缩小及同侧面部潮红少汗。若发现上述症状应及时通知医生。

2. 代偿性出汗

最常见的并发症,多发生于躯干及大腿上部,症状轻微,多数患者在术后 3~6 个月缓解,如出现本症应向患者详细说明术后代偿性出汗的特点。

3.术后气胸及皮下气肿

少量气胸及皮下气肿通常3~5 d吸收。术后需严密观察患者的呼吸频率、节律及血氧饱和度情况,观察患者有无胸痛和肺不张及切口周围皮肤是否有捻发感,必要时行胸腔闭式引流。

【出院指导】

(1)术后1周内避免做剧烈运动。

(2)保持切口敷料清洁干燥,防止切口感染。

(3)注意休息,避免感冒。

(4)戒烟、酒,多做深呼吸进行呼吸功能训练。

第十四节　膈疝

膈疝是指腹内脏器经由膈肌的薄弱孔隙、缺损或创伤裂口进入胸腔所致,分为创伤性膈疝与非创伤性膈疝两类。非创伤性膈疝中最常见的为食管裂孔疝、胸腹裂孔疝、胸骨旁疝、膈缺如等。食管裂孔疝占膈疝的90%以上。

【评估/观察要点】

(1)评估患者营养状况。

(2)观察创伤性膈疝患者有无剧烈胸腹痛及呕吐;肠绞窄坏死时伴有呕血;食管裂孔疝表现为胸骨后或剑突下烧灼疼痛感、恶心、上腹饱胀、嗳气、疼痛等。

(3)观察反流性食管狭窄并发症的发生。

【护理诊断】

1.低效型呼吸型态

与不能有效咳嗽、咳痰影响肺通气有关。

2.疼痛

与手术创伤有关。

3. 焦虑

与担心手术是否成功有关。

4. 潜在并发症

出血、感染。

【护理措施】

1. 术前护理

（1）入院后禁饮食，留置胃管并持续胃肠减压，取半卧位。

（2）给予静脉肠外营养，维持水、电解质、酸碱平衡。

（3）胸腹联合伤的患者病情严重者，经急救处理后，做好术前准备，待一般情况好转行急诊手术。

2. 术后护理

（1）密切监测病情变化：严密观察体温、脉搏、呼吸、心率、血压及血氧饱和度变化。

（2）体位：麻醉清醒生命体征平稳后取半卧位，抬高床头 30°~45°。

（3）保持呼吸道通畅：遵医嘱给予雾化吸入、机械深度排痰，必要时吸痰。训练患者吹气球、使用呼吸训练仪。

（4）引流管的护理：严格无菌操作，紧密衔接，妥善固定各引流管保持管道通畅，无扭曲、打折、受压等，定时挤压。密切观察引流液的性质、颜色及量，并准确记录。若患者血压下降、脉搏增快、尿量减少、烦躁不安、呈贫血貌，胸腔闭式引流后 2~3 h 内每小时引流量>200 mL，呈鲜红色，立即通知主管医生，给予止血药、输血，必要时做好开胸止血准备。

（5）胃肠减压护理：术后持续胃肠减压，防止腹胀压迫膈肌。

（6）疼痛护理：评估疼痛的程度，分散患者注意力，必要时遵医嘱使用镇痛泵或使用止痛药物。

（7）饮食护理：静脉补充营养，肛门排气后拔除胃管，给予流质饮食。给予高蛋白饮食，少食多餐，忌食生冷刺激性食物。

（8）休息与活动：患者在麻醉未清醒前，护士给予被动按摩躯干和四肢；全麻清醒后，可在护士帮助下行躯干和四肢的轻度活动；活动后无心慌、气促、呼吸困难，且病情允许能下床的患者，可鼓励其下床活动。

【并发症护理】

1. 出血

严密监测生命体征,定期检查切口敷料及引流管旁有无出血或渗血,严密观察胸腔引流液的颜色、性质及量并记录。

2. 肺不张、肺部感染

定时协助患者有效咳痰,保持呼吸道通畅,让患者进行吹气球、深呼吸等呼吸功能训练,预防肺不张、肺部感染的发生。保持胸腔闭式引流瓶始终低于胸腔出口平面,避免引流液倒流引起逆行感染。

3. 反流性食管狭窄

少数发生器质性狭窄,以致出现吞咽困难、进食后哽噎感、进食后呕吐等症状,嘱患者坐位进食,进食后不要立刻躺卧,适当活动,促进肠蠕动。

【出院指导】

(1)生活规律,保持大便通畅,避免腹压过高。

(2)高蛋白、高维生素易消化饮食,少量多餐,不宜过饱。

(3)戒烟、酒,预防上呼吸道感染。

(4)定期复查。

第十五节　漏斗胸

漏斗胸是胸骨及其相邻肋骨的凹陷畸形,以近剑突处位置最深,形成圆锥形陷窝,形似漏斗,故称漏斗胸,是一种先天性的疾病。

【评估/观察要点】

(1)评估漏斗胸严重程度。

(2)轻微的漏斗胸无症状,畸形较重的压迫心脏和肺,影响呼吸和循环功能,可出现反复呼吸道感染、咳嗽、发热、心律失常以及听诊收缩期有杂音。

(3)观察有无血气胸、金属过敏等并发症的发生。

【护理诊断】

1. 疼痛

与手术创伤有关。

2. 气体交换受损

与疼痛及卧位有关。

【护理措施】

1. 术前护理

(1)了解患者思想状况,帮助其解除顾虑,树立信心,并介绍疾病相关知识及术后注意事项,讲解各种管道的作用及目的。

(2)讲解呼吸锻炼对肺部复张的重要性及方法(深呼吸、有效咳痰),以取得患者的合作。术前应戒烟3周以上,指导患者进行深呼吸训练,教会其有效咳痰的方法:咳嗽时让患者采取坐位,深吸气后屏气3～5 s后用力从胸部深处咳嗽,不要从口腔后面或咽喉部咳嗽,也可轻轻进行肺深部咳嗽,将痰咳至大气管处,再用力咳出。术前雾化吸入:术前行雾化吸入能有效排除肺底部分泌物,预防术后肺炎、肺不张的发生。

1)呼吸功能的锻炼:告知患者深呼吸及有效咳嗽的意义,及早指导患者按术前练习的方法,进行有效咳嗽和咳痰,防止肺部并发症的发生。

2)腹式呼吸:指导患者取仰卧位,双手置于腹部,用鼻吸气,吸气时保持胸部不动,腹部上升隆起,屏气1～2 s,以使肺泡张开,呼气时让气体从口中慢慢呼出,尽量将腹壁下降呈舟状腹,呼吸缓慢均匀,频率≤12 次/min。

(3)嘱患者高热量、高蛋白、高热量、高维生素易消化饮食。

(4)指导患者进行床上排尿、排便训练。

(5)术前1 d行交叉配血试验,术日晨备皮。备胸腔闭式引流瓶1套、多头胸带1条。

2. 术后护理

(1)密切监测病情变化:严密观察体温、脉搏、呼吸、心率、血压及血氧饱和度变化。

(2)体位:麻醉清醒后继续取平卧位或小于30°低坡卧位,24 h内严禁翻身、侧卧,患者坐起时,不可牵拉患者双上肢。

(3)保持呼吸道通畅:有无胸闷、气促、发绀等,监测SpO_2变化,定时为患者进行雾化吸入,督促患者有效咳痰。观察伤口有无渗血及局部皮肤有无溃烂、发热等金属过敏的表现。

(4)胸腔引流管的护理:应确保胸腔引流管的通畅,密切观察出血情况,定时挤压引流管,观察水柱波动情况、液体引出情况,是否伴有皮下气肿,准确记录引流量、性质、颜色。观察是否合并活动性出血并及时做出处理。

(5)疼痛护理:评估疼痛的程度,分散患者注意力,必要时遵医嘱使用镇痛泵或使用止痛药物。

(6)饮食护理:拔除气管插管后 6 h 饮少量温开水,无恶心、呕吐等不适进流质食物,术后以高蛋白、高热量、富含维生素易消化的饮食为主。

(7)休息与活动:患者在麻醉未清醒前,护士给予被动按摩躯干和四肢;全麻清醒后,可在护士帮助下行躯干和四肢的轻度活动;活动后无心慌、气促、呼吸困难者,可鼓励其逐渐下床活动。

【并发症护理】

1.金属过敏

表现为持续不明原因发热、胸部两侧皮肤溃烂。一般在钢板取出后症状自行消失。

2.血气胸

患者多数是儿童,胸壁较薄,加上哭闹易引起伤口漏气所致。因此术后需确保胸腔闭式引流通畅,拔管时用凡士林油纱布和厚棉垫加盖防止漏气。

3.获得性脊柱侧弯

主要是术后疼痛未引起重视导致患者不良姿势,应对患者进行疼痛评估,及时进行止痛。

【出院指导】

术后 3 个月内避免剧烈活动,3 个月后可上学并适当进行体育锻炼;避免外力碰撞,预防呼吸道感染;6 个月复查一次;注意纠正不良姿势,保持挺胸、直腰,对不合作或多动的孩子,建议穿 2~3 个月的塑形背心;钢板 2 年后手术取出。

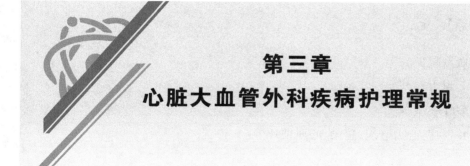

第三章
心脏大血管外科疾病护理常规

第一节　一般护理常规

一、入院护理

【评估要点】

1. 术前评估

（1）了解家族史、既往史、生活方式及饮食习惯。

（2）了解患者年龄因素、身体状况、活动耐力，有无呼吸困难、发绀、贫血及水肿现象。

（3）各种辅助检查结果，如肺功能、脑血管及神经系统、肝肾功能、内分泌功能的检查等有关手术耐受性的评估。

（4）心理及社会支持状况。

2. 术后评估

（1）生命体征是否平稳，有无心律失常和传导阻滞等心电图改变，观察肢体活动情况。

（2）液体出入量情况，有无心力衰竭现象。

（3）伤口是否干燥，有无渗血、渗液，各引流管是否通畅，引流液的性状等。

（4）心理状态及认知程度，是否主动配合康复训练和早期活动。

【护理诊断】

（1）心排血量减少。

（2）活动无耐力。

（3）低效型呼吸型态。

（4）潜在并发症：心力衰竭、感染、心肌梗死等。

二、术前护理

1. 护理分级

按病情、医嘱实行护理分级。

2. 休息与活动

一般患者多卧床休息，减少活动。重度心力衰竭、夹层动脉瘤、原发性心脏肿瘤等患者要绝对卧床休息，有心悸、气短或呼吸困难者予以半坐卧位并给予氧疗。

3. 饮食护理

常规给予高热量、高蛋白、富含维生素、易消化的食物，如瘦肉、鱼、蛋类及新鲜蔬菜、水果和豆制品等。少量多餐，必要时可以静脉补充营养。有心力衰竭、水肿患者控制液体入量，给予低盐饮食。

4. 呼吸道准备

指导患者学会有效深呼吸、咳嗽、排痰的方法，锻炼腹式呼吸，术前 2 周戒烟、酒，避免受凉，预防上呼吸道感染。

5. 协助检查

遵医嘱协助完成各项检查，如胸片、心电图、心脏彩超、冠状动脉造影，血、尿、便常规检查等。

6. 健康教育

根据患者情况，结合病情，对不同手术部位、手术方式进行针对性术前教育。与患者共同制订手术后的活动锻炼计划，指导练习床上大小便。

7. 心理护理

经常与患者沟通，了解患者心理、思想动态，进行有效的心理护理。病情危重者，应注意做好与家属的沟通。

8.胃肠道准备

成人术前8~12 h、婴幼儿术前4~6 h禁食水。

9.术前1 d准备

向患者介绍手术前后的注意事项,消除患者的顾虑,取得合作,准确测量体重并记录。遵医嘱进行药物过敏试验及抽取血标本做血型鉴定及交叉配血实验,做好配血准备。手术前1 d晚可遵医嘱给予镇静药物,保证患者良好的睡眠。术前1 d晚9点用开塞露10~20 mL通便,观察患者排便情况,了解通便效果,同时观察有无不适。介入治疗患者术前在右上肢、左下肢建立两条静脉通路,禁止行双侧股动脉、股静脉穿刺,以免影响手术的实施。

10.术晨准备

(1)皮肤准备:术日晨按手术切口要求准备皮肤,清除手术区皮肤的毛发并清洁消毒。

(2)更换病员服,假牙、发卡、眼镜、手表,以及现金等贵重物品交家属保管。

(3)遵医嘱给予术前用药。备齐病历、X射线片、微量泵及术中用药、引流瓶等。

三、术后护理

1.全麻术后护理

(1)安全搬移患者至病床,安置合适的卧位。

(2)连接呼吸机并妥善固定气管插管,观察患者胸廓运动是否对称,听诊双肺呼吸音是否正常,测量气管插管外露长度并标识。

(3)连接心电监测仪,密切观察有创动脉血压、心率、脉搏、呼吸、中心静脉压、指脉氧的变化,并做好护理记录。准确记录出入量,注意体液平衡,观察外周及末梢循环的皮肤颜色、温度、湿度、有无发绀、动脉搏动等情况。如有心率增快、中心静脉压升高、尿量减少、烦躁不安、出冷汗等低心排综合征征象,应立即通知医生进行抢救。观察有无嗜睡、意识模糊、表情淡漠、兴奋躁动、多语、错觉等症状。观察瞳孔大小是否对称、对光反应是否灵敏、视神经盘有无水肿等。出现异常及时报告医生,给予对症处理。

(4)接通并管理好各种监测及输液管道,按医嘱使用血管活性药物,观察药物的疗效及不良反应,微量泵用药要交接清楚药名、浓度、剂量及用药时间,检查是否有中断现象。

（5）全面了解患者情况，与外科医生、麻醉科医生及手术室护士进行床旁交接，了解手术中麻醉方式及麻醉情况、主动脉阻断时间、体外循环时间、有无停循环、转机后血清钾数值、目前补钾情况、激活全血凝固时间（ACT）的生理值及拮抗值、鱼精蛋白中和情况、术中血压波动情况等。向外科医生了解术前及术后诊断、手术方法、畸形矫正是否满意、术中有无意外以及特殊处理和护理重点。向手术室护士了解并核实转机前、转机中及停机后尿量，术中输血情况，核对所输液体、滴速，皮肤是否有烫伤或压疮。

（6）通知辅助科室拍摄床旁 X 射线片、做心电图，及时留取血、尿标本。

（7）观察麻醉清醒的时间、对呼唤回应的程度，并注意瞳孔对光反射的变化。麻醉未完全清醒或躁动时，用约束带约束双手，放置床挡，防止坠床。

（8）保持呼吸道通畅，及时清除呼吸道内分泌物，防止舌根后坠或呕吐物堵塞呼吸道。气管插管内吸痰时，要注意观察呼吸、心律（率）变化，吸痰前、后用简易呼吸囊加压给氧，每次吸痰时间要<15 s，防止缺氧；注意呼吸频率、节律，呼吸音是否对称，并根据血气分析结果调整呼吸机参数，定时实施胸部体疗。使用呼吸机的患者每天拍胸片1 次，认真记录各项呼吸指标和参数，了解气管插管位置、心影大小及肺部情况。

（9）妥善固定好各种管道，明确标识，保持各种管道通畅，防止扭曲、打折和非计划拔管。严密观察引流液的性质、颜色及量。预防导管相关性血流感染。

（10）卧位管理：未清醒患者取平卧位，头偏向一侧；患者清醒、血流动力学稳定后，取半卧位，抬高床头 30°～45°。

（11）监测动脉血气变化：及时调整呼吸机参数，患者清醒且生命体征平稳后即可拔除气管插管，给予面罩或鼻塞吸氧。指导患者有效咳嗽、咳痰，给予翻身叩背，促进痰液排出，痰液黏稠时给予雾化吸入，必要时吸痰。

（12）监测体温：因术中降温，术后 1～2 h 患者体温较低，应严密观察患者皮肤黏膜的色泽、温度，注意保暖。术后患者体温会逐渐上升，体温高于 38 ℃时，给予冰袋、酒精擦浴等方式进行物理降温。新生儿回监护室后要用棉垫包裹手足和四肢，肛温低于35 ℃时用复温毯。体温过高需降温时应用温水擦浴，严禁使用酒精、冰袋降温，避免新生儿产生酒精中毒、皮肤硬肿症。禁用阿司匹林、消炎痛栓等降温。

（13）维持水、电解质平衡：心脏手术后应补足血容量，维持正常的渗透压，先胶体，后晶体。术后几天内，严格控制液体入量，避免增加心脏前负荷，并发肺水肿，重视钾离子的补充，维持血钾 3.5～5.5 mmol/L。

（14）疼痛护理：评估患者疼痛的程度，遵医嘱使用镇痛泵或止痛剂，观察止痛效果。术后出现恶心或呕吐，应关闭镇痛泵，必要时遵医嘱给予药物止吐。

（15）活动与安全：一般术后第 1 天，可鼓励患者坐起，进行少量活动，术后 2～3 d 可以增加床上运动，活动后无心慌、气短及呼吸困难者，可鼓励逐渐下床活动，循序渐进，以不劳累为主。拔除心包、纵隔引流管后可增加下床活动次数及活动量。

（16）切口/皮肤黏膜护理：评估切口部位及敷料情况；评估皮肤及口腔黏膜情况，根据病情做好皮肤黏膜护理；卧床患者定期予以压疮评分，预防压疮发生。

（17）饮食护理：拔管 6 h 后饮少量温开水，无恶心、呕吐等不适半流质食物，拔管后第 1 天普食，以高蛋白、高热量、富含维生素的饮食为主，不能进食者按医嘱给予鼻饲或静脉营养等支持治疗，维持营养及水、电解质、酸碱平衡。

2. 介入治疗术后护理

（1）与导管室医护人员交接伤口以及术中情况。

（2）术后平卧 12～24 h，1 kg 盐袋加弹力绷带"8"字形压迫伤口 4～6 h，术侧肢体制动 6～12 h，按摩患侧肢体，防止深静脉血栓形成，观察足背动脉搏动情况。

（3）全麻术后清醒，无恶心、呕吐者可进食水，局部麻醉术后即可进食水。

（4）密切监测生命体征并准确记录，观察有无心律失常。大血管疾病腔内修复术患者控制血压、心率，必要时遵医嘱给予硝普钠静脉泵入。如果出现腹痛加剧、面色苍白、血压下降、心率加快，则提示有动脉瘤破裂的可能；如果出现剧烈头痛，主诉颈部憋胀感，则提示有主动脉夹层逆剥的可能。出现上述病情变化及时通知医生，并配合医生进行抢救。

（5）观察切口有无渗血、渗液，有无血肿或瘀斑，若有应及时通知医生紧急处理。

（6）大血管疾病患者，24 h 之内，每 2 h 观察 1 次双侧桡动脉和足背动脉的搏动情况，每 6 h 测量腹围 1 次，记录并与之前对比。

（7）遵医嘱服用抗凝剂，常规口服阿司匹林肠溶片 6 个月，心房颤动患者服用华法林抗凝 6 个月。术后使用抗生素 3 d，注意监测体温变化。

四、并发症护理

1. 封堵器脱落

术后严密观察患者有无胸闷、呼吸困难等。嘱患者卧床休息，避免剧烈运动、咳嗽及哭闹，麻醉清醒后吵闹的患儿予以口服水合氯醛镇静，如有异常及时报告医生。

2. 栓塞和机械性溶血

术后注意观察患者有无呼吸困难，尿色、量、性质以及有无腰痛等。如有异常及时报告医生。

3.内漏

内漏是指心脏介入术后,因操作原因或器械使用不当导致的心脏血管内血液反流现象。术后严密观察患者有无背痛或胸痛,如有必须及时报告医生进行进一步检查来排除潜在内漏的可能。

4.脊髓缺血

密切观察患者双下肢感觉、活动及排便情况。尤其是术后麻醉未完全清醒的患者,需密切观察患者双下肢的肌力情况。如有异常,及时报告医生。

五、出院指导

(1)休息与活动:注意休息,适当活动,以自身不累为准。

(2)注意防寒、保暖,增强机体的抵抗力,预防感冒。

(3)戒烟忌酒,生活规律,保持心情愉快,保持大便通畅。

(4)饮食:应进食高蛋白、高热量、高维生素易消化食物,膳食搭配合理,心功能差者应限制水、钠盐摄入。

(5)遵医嘱按时服药,不要擅自停药或减药。

(6)出院后1、3、6个月来院复查,有乏力、发热、水肿、呼吸困难、牙龈出血等症状时随时就诊。

第二节　动脉导管未闭

动脉导管是胎儿时期连接主动脉峡部与左肺动脉根部之间的生理性血流通道。出生后由于肺动脉阻力下降、前列腺素 E_1 及 E_2 含量显著减少和血液氧分压增高,约85%的婴儿在出生后2个月内动脉导管闭合,成为动脉韧带,逾期不闭合者即为动脉导管未闭(PDA)。根据未闭动脉导管的粗细、长短和形态,分为管型、漏斗型和窗型三种类型。

【评估/观察要点】

(1)专科情况,有无心悸、气短、乏力、多汗、易激惹以及发绀、发育不良等。

（2）观察有无神经损伤、导管再通、假性动脉瘤形成、术后高血压等并发症的发生。

【护理诊断】

1. 低效型呼吸型态

与术后伤口疼痛有关。

2. 心排血量减少

与心功能减退、术后电解质失调有关。

3. 体温升高

与术后炎症应激反应有关。

【护理措施】

1. 术前护理

（1）心理护理：患者多为儿童，对父母依赖性强，教会年长患儿配合的方法。

（2）配合医生完善术前检查，了解患者全身情况及主要脏器功能，心功能差者适当限制活动。

（3）避免受凉，预防呼吸道感染。

（4）遵医嘱吸氧，合并有重度肺动脉高压者，观察口唇及甲床有无发绀。

（5）给予高蛋白、高热量、高维生素易消化饮食。

（6）测量四肢血压。

（7）术前1 d常规备血，术日晨备皮。

2. 术后护理

（1）病情观察：严密观察心率、脉搏、呼吸、血压及血氧饱和度变化。重点关注血压变化，手术后早期有动脉血压升高的趋势，以及腹痛、恶心、呕吐等腹部症状；维持成人收缩压在120 mmHg以下，儿童收缩压在100 mmHg以下；密切观察伤口敷料是否渗血、渗液；根据中心静脉压（CVP）、血压、尿量来调节输液速度。

（2）体位：术后全麻清醒且生命体征平稳后，给予抬高床头30°～45°半卧位。

（3）保持呼吸道通畅：遵医嘱给予雾化吸入，协助患者有效咳嗽排痰。动脉导管切断缝合术后早期，应避免剧烈咳嗽，合并肺动脉高压者要严密观察呼吸，预防呼吸道感染及呼吸衰竭。

（4）引流管的护理：保持引流管的密闭性、无菌性；定时挤压引流管，每30～60 min挤压一次,保持引流管通畅,防止血块堵塞;观察引流液的颜色、性质、量,如连续 3 h,每小时多于 4 mL/kg 时,存在活动性出血,及时汇报医生处理。

(5)尿管的护理:严密观察每小时尿量及尿色,正常尿量>1 mL/(kg·h),准确记录24 h 出入量。

(6)使用硝普钠时,应做到现配现用,避光使用。每 8 h 更换 1 次,谨防药液外渗,注意观察药物性精神症状。

(7)疼痛护理:评估疼痛的程度,分散患者注意力,必要时遵医嘱使用镇痛泵或止痛药物。

(8)饮食护理:拔除气管插管后 6 h 饮少量温开水,无恶心、呕吐、呛咳等不适进流质食物,术后以高蛋白、高热量、富含维生素易消化的饮食为主。

(9)休息与活动:患者在麻醉未清醒前,护士给予被动按摩躯干和四肢;全麻清醒后,可在护士帮助下行躯干和四肢的轻度活动;术后 2～3 d 进行床上主动运动;活动后无心慌、气促、呼吸困难者,可鼓励其逐渐下床活动。

【并发症护理】

1. 喉返神经损伤

术后患者如出现声音嘶哑、呛咳等喉返神经损伤的症状,应立即报告医生,进行对症处理。指导患者吃米糊等黏稠食物,防止饮水误吸。

2. 导管再通、假性动脉瘤形成

观察患者有无发热持续不退,伴咳嗽、声音嘶哑,如有应考虑假性动脉瘤形成。如已确诊,积极配合医生进行术前准备,进行二次手术。

3. 术后高血压

严密监测患者血压的变化,遵医嘱使用扩血管药,观察用药后的疗效及不良反应。

【出院指导】

(1)注意防寒、保暖,增强机体的抵抗力,预防感冒。

(2)保持心情愉快,活动适度,避免过度劳累。6 个月内避免剧烈运动,正中切口者,3 个月内平卧位休息。

(3)饮食:应进食高蛋白、高热量、高维生素易消化食物,膳食搭配合理,心功能差的患儿应限制水、钠盐摄入。

（4）遵医嘱按时服药，不要擅自停药或减药。

（5）出院后 1、3、6 个月来院复查，有倦怠、发热等症状时随时就诊。

第三节 房间隔缺损

房间隔缺损（ASD）是指心房间隔先天发育不全导致的左右心房间异常交通，可分为原发孔型和继发孔型。

【评估/观察要点】

（1）专科情况，有无发育迟缓、活动耐量差、活动后气短等。

（2）观察有无急性左心衰竭、残余分流等并发症的发生。

【护理诊断】

1. 心排血量减少

与心功能减退、术后电解质失调有关。

2. 气体交换受损

与术后疼痛、胸廓活动受限或肺不张有关。

3. 疼痛

与手术创伤有关。

4. 活动无耐力

与营养失调低于机体需要量、组织缺氧有关。

5. 潜在并发症

心力衰竭。

【护理措施】

1. 术前护理

（1）心理护理：安抚患儿及家属情绪，教会年长患儿配合的方法。

（2）配合医生完善术前检查，了解患者全身情况及主要脏器功能，心功能差者适当限制活动。

(3)避免受凉,预防呼吸道感染。

(4)遵医嘱吸氧。

(5)给予高蛋白、高热量、高维生素易消化饮食。

(6)术前 1 d 常规备血,术日晨备皮。

2. 术后护理

(1)病情观察:严密观察心率、脉搏、呼吸、血压及血氧饱和度变化。①术中低温、缺氧、酸中毒、心传导系统局部组织水肿,可以出现心动过缓、三度房室传导阻滞,因此应特别注意心率的变化。②密切观察伤口敷料是否渗血、渗液。③监测体温变化,高热者给予及时处理。④注意维护左心功能,CVP 应保持正常低水平,一般小于 6 cmH_2O,注意控制液体入量,防止单位时间内输入过多液体发生肺水肿。⑤根据 CVP、血压、尿量来调节输液速度。

(2)体位:术后全麻清醒且生命体征平稳后,给予抬高床头 30°~45°半卧位。

(3)保持呼吸道通畅:因术前肺小动脉壁增厚,肺弥散功能下降,术后易发生呼吸道感染,应定时进行雾化吸入,鼓励患者有效咳嗽、咳痰,定时翻身、叩背,必要时吸痰,保持呼吸道通畅,预防肺部感染及肺不张。

(4)心包、纵隔引流管的护理:保持引流管的密闭性、无菌性;定时挤压引流管,每30~60 min 挤压一次,保持引流管通畅,防止血块堵塞;观察引流液的颜色、性质、量,如连续 3 h,每小时多于 4 mL/kg 时,存在活动性出血,及时汇报医生处理。

(5)尿管的护理:严密观察每小时尿量及尿色,正常尿量>1 mL/(kg·h),如尿量<0.5 mL/(kg·h)为少尿,必要时遵医嘱使用利尿剂。

(6)使用血管活性药物时,要密切观察患者的生命体征变化,从低浓度、低速度开始,注意配伍禁忌。

(7)疼痛护理:评估疼痛的程度,分散患者注意力,必要时遵医嘱使用镇痛泵或止痛药物。

(8)饮食护理:拔除气管插管后 6 h 饮少量温开水,无恶心、呕吐、呛咳等不适进流质食物,术后以高蛋白、高热量、富含维生素易消化的饮食为主。

(9)休息与活动:患者在麻醉未清醒前,护士给予被动按摩躯干和四肢;全麻清醒后,可在护士帮助下行躯干和四肢的轻度活动;术后 2~3 d 进行床上主动运动;活动后无心慌、气促、呼吸困难者,可鼓励其逐渐下床活动。

【并发症护理】

1. 急性左心衰竭

观察患者有无烦躁不安、端坐呼吸、皮肤湿冷、面色灰白或发绀、频繁咳嗽、咳白色或粉红色泡沫样痰等症状,如有发生应立即置患者于端坐卧位,双腿下垂,及时清理呼吸道分泌物,使用30%~50%酒精湿化氧气吸入30 min,遵医嘱应用吗啡、强心剂、利尿剂、血管扩张剂等,观察用药效果。

2. 残余分流

观察患者有无咳嗽、咳痰、呼吸困难、肝大、水肿等心力衰竭的表现,配合医生及时做好二次手术的准备。

【出院指导】

(1)加强营养,少量多餐,多食高蛋白、高热量、高维生素、易消化的食物,禁食辛辣刺激性食品。

(2)逐步增加活动量,术后3个月内不可过度劳累,以免发生心力衰竭。婴幼儿睡觉时尽量避免侧卧位,以避免形成鸡胸。

(3)预防上呼吸道感染,注意空气流通,天气变化及时添加衣服,避免到人群密集的地方。

(4)多食粗纤维食物,保持大便通畅,必要时给予缓泻剂,防止加重心脏负担。

(5)遵医嘱按时服药,不要擅自停药或减药。

(6)出院后1、3、6个月来院复查,有倦怠、发热等症状时,随时就诊。

第四节　室间隔缺损

室间隔缺损(VSD)系胎儿期室间隔发育不全所致的心室间异常交通,可单独存在,也可合并其他复杂心血管畸形。根据缺损位置不同,分为膜部缺损、漏斗部缺损和肌部缺损三大类型以及若干亚型,其中膜部缺损最为常见,其次为漏斗部缺损,肌部缺损较少见。

【评估/观察要点】

（1）专科情况,有无反复呼吸道感染、充血性心力衰竭、喂养困难、发育迟缓、活动后胸闷、气短、发绀等。

（2）观察有无三度房室传导阻滞、残余分流、呼吸衰竭、肺动脉高压危象等并发症的发生。

【护理诊断】

1.心排血量减少

与心功能减退、术后电解质失调有关。

2.清理呼吸道无效

与术后伤口疼痛不能有效咳嗽有关。

3.疼痛

与手术创伤有关。

4.活动无耐力

与营养失调低于机体需要量、组织缺氧有关。

5.潜在并发症

心力衰竭。

【护理措施】

1.术前护理

（1）心理护理:安抚患儿及家属情绪,教会年长患儿配合的方法。

（2）配合医生完善术前检查,了解患者全身情况及主要脏器功能,心功能差者适当限制活动。

（3）避免受凉,因肺血流量大,极易感冒,积极预防呼吸道感染。

（4）遵医嘱吸氧,充分休息。应用强心、利尿、扩血管药物,并观察用药效果,增加心脏储备。

（5）给予高蛋白、高热量、高维生素易消化饮食。

（6）术前 1 d 常规备血,术日晨备皮。

2. 术后护理

（1）病情观察密切观察患者心率、血压、CVP、左房压（LAP）的变化，LAP不能高于CVP。

1）观察心律变化，若出现室性期前收缩>6次/min，配合医生用药。

2）伴有肺动脉高压的患者、术后肺动脉压力下降不满意者，延长呼吸机使用时间。吸痰时采用直径小于1/2气管插管内径的吸痰管进行吸痰护理，吸痰前后给予纯氧吸入2 min。合理镇静，集中操作，减少刺激。

3）根据CVP、血压、尿量来调节输液速度。

（2）体位：术后全麻清醒且生命体征平稳后，给予抬高床头30°~45°半卧位。

（3）保持呼吸道通畅：因术前肺小动脉壁增厚，肺弥散功能下降，术后易发生呼吸道感染，应定时进行雾化吸入，鼓励患者有效咳嗽、咳痰，定时翻身、叩背，必要时吸痰，保持呼吸道通畅，预防肺部感染及肺不张。

（4）心包、纵隔引流管的护理：保持引流管的密闭性、无菌性；定时挤压引流管，每30~60 min挤压一次，保持引流管通畅，防止血块堵塞；观察引流液的颜色、性质、量，如连续3 h，每小时多于4 mL/kg时，存在活动性出血，及时汇报医生处理。

（5）尿管的护理：严密观察每小时尿量及尿色，维持正常尿量>1 mL/（kg·h），如尿量<0.5 mL/（kg·h）为少尿，必要时遵医嘱使用利尿剂。

（6）使用血管活性药物时，要密切观察患者的生命体征变化，从低浓度、低速度开始，注意配伍禁忌。

（7）疼痛护理：评估疼痛的程度，分散患者注意力，必要时遵医嘱使用镇痛泵或止痛药物。

（8）饮食护理：拔除气管插管后6 h饮少量温开水，无恶心、呕吐、呛咳等不适后进流质食物，术后以高蛋白、高热量、富含维生素易消化的饮食为主。

（9）休息与活动：患者在麻醉未清醒前，护士给予被动按摩躯干和四肢；全麻清醒后，可在护士帮助下行躯干和四肢的轻度活动；术后2~3 d进行床上主动运动；活动后无心慌、气促、呼吸困难者，可鼓励其逐渐下床活动。

【并发症护理】

1. 三度房室传导阻滞

观察患者心电图变化，成人心率在60次/min以下，儿童心率在80次/min以下应通知医生并配合用药,观察药效及不良反应,必要时配合医生启用临时起搏器,做好临时起搏器的护理。

2.残余分流

观察患者是否存在咳嗽、咳痰、呼吸困难、肝大、水肿等心力衰竭的表现,配合医生及时做好二次手术的准备。

3.急性左心衰竭

患者术后由于左向右分流消除,左心血容量增大,容易诱发左心衰竭,表现为呼吸困难、咳嗽、咳痰、咯血等急性肺水肿症状,治疗上应以维护左心功能为重,控制出入量,遵医嘱使用强心、利尿剂等。

4.肺动脉高压危象

观察患者有无躁动,口唇、甲床严重发绀。如有应减少刺激,遵医嘱使用镇静药物。

【出院指导】

(1)加强营养,少量多餐,多食高蛋白、高热量、高维生素、易消化的食物,禁食辛辣刺激性食品。

(2)逐步增加活动量,术后 3 个月内不可过度劳累,以免发生心力衰竭。婴幼儿睡觉时尽量避免侧卧位,以避免形成鸡胸。

(3)预防上呼吸道感染,注意空气流通,天气变化及时添加衣服,避免到人群密集的地方。

(4)多食粗纤维食物,保持大便通畅,必要时给予缓泻剂,防止加重心脏负担。

(5)遵医嘱按时服药,不要擅自停药或减药。

(6)出院后 1、3、6 个月来院复查,有倦怠、发热等症状时,随时就诊。

第五节　肺动脉狭窄

肺动脉狭窄是指由于右心室先天发育不良而与肺动脉之间的血流通道形成狭窄。狭窄的好发部位依次为肺动脉瓣、右室流出道、肺动脉。

【评估/观察要点】

(1)专科情况,有无活动后胸闷、气短、心悸,甚至晕厥;有无活动耐量差、易疲劳、肝大、水肿、腹水等右心衰竭的症状。

（2）观察有无低心排综合征等并发症的发生。

【护理诊断】

1. 心排血量减少

与心功能减退、术后电解质失衡有关。

2. 清理呼吸道无效

与术后伤口疼痛不能有效咳嗽有关。

3. 疼痛

与手术创伤有关。

4. 活动无耐力

与营养失调低于机体需要量、组织缺氧有关。

5. 潜在并发症

心力衰竭。

【护理措施】

1. 术前护理

（1）心理护理：安抚患儿及家属情绪，教会年长患儿配合。

（2）配合医生完善术前检查，了解患者全身情况及主要脏器功能，心功能差者适当限制活动。

（3）嘱患者避免受凉。因肺血流量大，患者极易感冒发烧，积极预防呼吸道感染。

（4）遵医嘱吸氧，充分休息。有心衰者给予强心、利尿、补钾治疗并观察药效及不良反应，增加心脏储备。

（5）给予高蛋白、高热量、高维生素易消化饮食。

（6）术前 1 d 常规备血，术日晨备皮。

2. 术后护理

（1）病情观察：严密观察生命体征变化。

1）重点观察血压变化，使用血管活性药物者及时调整药量，避免血压忽高忽低。

2）观察指 SpO_2 及氧分压，观察有无低氧血症，防止术后残余狭窄。

3）正确测量 CVP，根据 CVP 的变化了解有心力衰竭和调整补液速度，术后由于狭窄解除，短时间内心排血量增多，如心脏不能代偿容易造成心力衰竭。

4）婴幼儿及较大的肺动脉狭窄患儿，术后早期右室压力及肺血管阻力仍较高，必要时延长呼吸机使用时间，合理镇静，集中操作，减少刺激。操作时动作轻柔，以免诱发缺氧发作。

（2）体位：术后全麻清醒且生命体征平稳后，给予抬高床头 30°～45°半卧位。

（3）保持呼吸道通畅：因术前肺小动脉壁增厚，肺弥散功能下降，术后易发生呼吸道感染，应定时进行雾化吸入，鼓励患者有效咳嗽、咳痰，定时翻身、叩背，必要时吸痰，保持呼吸道通畅，预防肺部感染及肺不张。

（4）心包、纵隔引流管的护理：保持引流管的密闭性、无菌性；定时挤压引流管，每 30～60 min 挤压一次，保持引流管通畅，防止血块堵塞；观察引流液的颜色、性质、量，如连续 3 h，每小时多于 4 mL/kg 时，存在活动性出血，及时汇报医生处理。

（5）尿管的护理：严密观察每小时尿量及尿色，维持正常尿量 >1 mL/（kg·h），如尿量 <0.5 mL/（kg·h）为少尿，必要时遵医嘱使用利尿剂。

（6）使用血管活性药物时，要密切观察患者的生命体征变化，从低浓度、低速度开始，注意配伍禁忌。

（7）疼痛护理：评估疼痛的程度，分散患者注意力，必要时遵医嘱使用镇痛泵或止痛药物。

（8）饮食护理：拔除气管插管后 6 h 饮少量温开水，无恶心、呕吐、呛咳等不适进流质食物，术后以高蛋白、高热量、富含维生素易消化的饮食为主。

（9）休息与活动：患者在麻醉未清醒前，护士给予被动按摩躯干和四肢；全麻清醒后，可在护士帮助下行躯干和四肢的轻度活动；术后 2～3 d 进行床上主动运动；活动后无心慌、气促、呼吸困难者，可鼓励其逐渐下床活动。

【并发症护理】

1. 低心排综合征

观察患者有无心率增快、中心静脉压升高、尿量减少、烦躁不安、出冷汗等，如有上述症状，应立即通知医生配合抢救。

2. 右心衰竭

观察患者有无颈静脉怒张、肝大、腹水等表现，及时遵医嘱用药并观察药效及不良反应。

【出院指导】

（1）加强营养，少量多餐，多食高蛋白、高热量、高维生素、易消化的食物，禁食辛辣刺激性食品。

（2）逐步增加活动量，术后3个月内不可过度劳累，以免发生心衰。婴幼儿睡觉时尽量避免侧卧位，以避免形成鸡胸。

（3）预防上呼吸道感染，注意空气流通，天气变化及时添加衣服，避免到人群密集的地方。

（4）多食粗纤维食物，保持大便通畅，必要时给予缓泻剂，防止加重心脏负担。

（5）遵医嘱按时服药，不要擅自停药或减药。

（6）出院后1、3、6个月来院复查，有倦怠、发热等症状时，随时就诊。

第六节　法洛四联症

法洛四联症（F4）是右心室漏斗部或圆锥发育不良所致的一种具有特征性肺动脉口狭窄和室间隔缺损的心脏畸形，主要包括肺动脉口狭窄、室间隔缺损、主动脉骑跨和右心室肥厚4种病理解剖。

【评估/观察要点】

（1）专科情况，有无活动耐力差、易疲劳、喂养困难、发育迟缓、喜蹲踞、晕厥史等。
（2）观察有无低心排综合征、房室传导阻滞、灌注肺等并发症的发生。

【护理诊断】

1. 心排血量减少

与心功能差和手术创伤有关。

2. 低效型呼吸型态

与肺功能差、无力咳痰有关。

3. 疼痛

与手术创伤有关。

4. 活动无耐力

与体循环淤血、组织灌流不足有关。

5. 潜在并发症

心力衰竭、急性肾功能衰竭。

【护理措施】

1. 术前护理

（1）心理护理：安抚患儿及家属情绪，教会年长患儿配合。

（2）配合医生完善术前检查，了解患者全身情况及主要脏器功能。

（3）避免受凉，因肺血流量大，极易感冒，应积极预防呼吸道感染。

（4）适当限制活动量，观察有无蹲踞现象，避免劳累，对婴幼儿减少刺激。

（5）遵医嘱吸氧，有心力衰竭者给予强心、利尿、补钾治疗并观察药效及不良反应，增加心脏储备。

（6）遵医嘱适量饮水，防止血液过于浓缩，小儿术前 3～4 h 饮糖水或淡奶 1 次，或者术前静脉补液，以防止脱水导致血液黏稠度增加，诱发缺氧发作。

（7）合并扁桃体炎、牙龈炎、气管炎等感染病灶时，遵医嘱给予抗生素治疗。

（8）给予高蛋白、高热量、高维生素易消化饮食。

（9）术前 1 d 常规备血，术日晨备皮。

2. 术后护理

（1）病情观察。

1）观察动脉血压变化，维持收缩压在 90～60 mmHg，舒张压在 60～70 mmHg。

2）儿童心率维持在 100 次/min，成人心率维持在 80 次/min 左右。

3）法洛四联症术后肺部并发症相对多，若出现血痰、气道压力>40 cmH_2O、氧分压偏低等，应延长使用呼吸机时间，充分供氧，同时纠正酸中毒。

4）观察 CVP 的变化，维持 CVP 在 12～15 cmH_2O。

5）观察患者末梢循环、甲床发绀改善情况及 SpO_2 变化。

（2）体位：术后全麻清醒且生命体征平稳后，给予抬高床头 30°～45°半卧位。

（3）保持呼吸道通畅：应定时进行雾化吸入，鼓励患者有效咳嗽、咳痰，定时翻身、叩背、必要时吸痰，保持呼吸道通畅，预防肺部感染及肺不张。

（4）心包、纵隔引流管的护理：保持引流管的密闭性、无菌性；定时挤压引流管，每

30~60 min 挤压一次,保持引流管通畅,防止血块堵塞;观察引流液的颜色、性质、量,如连续 3 h,每小时多于 4 mL/kg 时,存在活动性出血,及时汇报医生处理。

(5)尿管的护理:严密观察每小时尿量及尿色,维持正常尿量>1 mL/(kg·h),如尿量<0.5 mL/(kg·h)为少尿,必要时遵医嘱使用利尿剂。

(6)使用血管活性药物时,要密切观察患者的生命体征变化,从低浓度、低速度开始,注意配伍禁忌。

(7)疼痛护理:评估疼痛的程度,分散患者注意力,必要时遵医嘱使用镇痛泵或止痛药物。

(8)饮食护理:拔除气管插管后 6 h 饮少量温开水,无恶心、呕吐、呛咳等不适进流质食物,术后以高蛋白、高热量、富含维生素易消化的饮食为主。

(9)休息与活动:患者在麻醉未清醒前,护士给予被动按摩躯干和四肢;全麻清醒后,可在护士帮助下行躯干和四肢的轻度活动;术后 2~3 d 进行床上主动运动;活动后无心慌、气促、呼吸困难者,可鼓励其逐渐下床活动。

【并发症护理】

1.低心排综合征

观察患者有无心率增快、中心静脉压升高、尿量减少、烦躁不安、出冷汗等。如有上述症状,应立即通知医生进行抢救。预防及处理:调整心脏前后负荷,增强心肌收缩力,延长呼吸机辅助时间,合理使用利尿剂,纠正血容量不足。

2.三度房室传导阻滞

观察患者心电图变化。心电图示传导阻滞者,通知医生,配合使用药物并启用临时起搏器,做好临时起搏器的护理。

3.灌注肺

灌注肺是本病术后最严重的并发症。观察患者有无急性进行性呼吸困难、发绀、血痰(喷射性血痰或血水样痰)和难以纠正的低氧血症。若指脉氧饱和度始终在 50%~60%、血氧分压降低、X 射线片显示双肺有渗出性改变,应通知医生进行对症处理。

(1)呼吸机辅助呼吸,加呼气末正压通气(PEEP)5~10 cmH_2O,密切观察呼吸机各项参数,注意气管压力的变化。

(2)保持呼吸道通畅,及时吸痰,吸痰前后给予纯氧吸入,吸痰过程中使患者充分镇静,防止躁动。

(3)严格控制出入量,遵医嘱及时补充血浆和白蛋白,以减少肺渗出。

(4)预防和治疗肺部感染。

【出院指导】

(1)出院后视病情逐渐增加活动量,告知家长患儿活动范围、活动量、活动方法。术后3~6个月应避免剧烈活动。婴幼儿睡觉时尽量避免侧卧位,避免形成鸡胸。一般术后3~6个月可开始上学或工作。

(2)严格遵医嘱服用强心、利尿药,不要擅自停药或减药,观察用药后反应。

(3)食用营养价值高、易消化食物,适当限制钠盐的摄入量,少量多餐,不可过饱,更不可暴饮暴食,以免加重心脏负担。

(4)出院1个月内复查1次,出院3个月后复查B超、X射线片、心电图,根据复查结果预约下次复查时间。

(5)注意预防感冒、肺炎、皮肤外伤等,如有发绀、气促、浮肿等症状时及时就医。

第七节　心内膜垫缺损

心内膜垫缺损(ECD)又称房室管畸形、房室间隔缺损、房室通道,是指胚胎期房室心内膜垫发育缺陷,心内膜垫各部分融合不全或完全未融合,从而产生包括房间隔下部(原发孔房间隔)缺损、室间隔流入道部位缺损以及房室瓣发育不全的一组心脏畸形。它包括部分型心内膜垫缺损与完全型心内膜垫缺损两种。

【评估/观察要点】

(1)专科情况,观察有无大汗、呼吸急促、喂养困难、反复上呼吸道感染、生长发育迟缓、活动量受限、心力衰竭等表现。

(2)观察有无灌注肺或肺不张、三度房室传导阻滞、残余分流、肺动脉高压危象等并发症的发生。

【护理诊断】

1. 心排血量减少

与心功能差和手术创伤有关。

2. 气体交换受损

与术后疼痛、胸廓活动受限或肺不张有关。

3. 疼痛

与手术创伤有关。

4. 活动无耐力

与心功能下降、手术创伤有关。

5. 营养失调低于机体需要量

与疾病本身引起的进食困难有关。

6. 潜在并发症

出血、心力衰竭、感染。

【护理措施】

1. 术前护理

（1）心理护理：安抚患儿及家属情绪，教会年长患儿配合。

（2）配合医生完善术前检查，了解患者全身情况及主要脏器功能。

（3）避免受凉，反复呼吸道感染者，遵医嘱应用抗生素控制感染。

（4）遵医嘱吸氧，有心力衰竭者给予强心、利尿、补钾治疗并观察药效及不良反应，增加心脏储备。

（5）给予高蛋白、高热量、高维生素易消化饮食。

（6）术前 1 d 常规备血，术日晨备皮。

2. 术后护理

（1）病情观察。

1）严密观察生命体征变化，出现心律不齐、心率减慢（儿童小于 90 次/min）或房室传导阻滞，及时汇报医生。

2）控制血压（儿童收缩压 80～90 mmHg）。早期遵医嘱使用正性肌力药物及血管扩张剂，以增加心排血量、减轻心脏后负荷、降低肺动脉压力。

3）维护左心功能，监测 CVP，控制液体入量，防止心脏容量负荷过重。病情较重患者，按需吸痰，减少刺激。

（2）体位：术后全麻清醒且生命体征平稳后，给予抬高床头 30°～45°半卧位。

（3）保持呼吸道通畅：应定时进行雾化吸入，鼓励患者有效咳嗽、咳痰，定时翻身、叩背，必要时吸痰，保持呼吸道通畅，预防肺部感染及肺不张。

（4）心包、纵隔引流管的护理：保持引流管的密闭性、无菌性；定时挤压引流管，每30～60 min 挤压一次，保持引流管通畅，防止血块堵塞。观察引流液的颜色、性质、量，如连续 3 h，每小时多于 4 mL/kg 时，存在活动性出血，及时汇报医生处理。

（5）尿管的护理：严密观察每小时尿量及尿色，正常尿量>1 mL/（kg·h），如尿量<0.5 mL/（kg·h）为少尿，必要时遵医嘱使用利尿剂。

（6）使用血管活性药物时，要密切观察患者的生命体征变化，从低浓度、低速度开始，注意配伍禁忌。

（7）疼痛护理：评估疼痛的程度，分散患者注意力，必要时遵医嘱使用镇痛泵或止痛药物。

（8）饮食护理：拔除气管插管后 6 h 饮少量温开水，无恶心、呕吐、呛咳等不适进流质食物，术后以高蛋白、高热量、富含维生素易消化的饮食为主。

（9）休息与活动：患者在麻醉未清醒前，护士给予被动按摩躯干和四肢；全麻清醒后，可在护士帮助下行躯干和四肢的轻度活动；术后 2～3 d 进行床上主动运动；活动后无心慌、气促、呼吸困难者，可鼓励其逐渐下床活动。

【并发症护理】

1.灌注肺或肺不张

观察有无急性进行性呼吸困难、发绀、血痰和难以纠正的低氧血症。如有异常及时报告医生进行抢救。

2.肺动脉高压危象

观察有无躁动，口唇、甲床严重发绀，如有应减少刺激，遵医嘱使用镇静剂。

【出院指导】

（1）加强营养，少量多餐，多食高蛋白、高热量、高维生素、易消化的食物，禁食辛辣刺激性食品。

（2）逐步增加活动量，术后 3 个月内不可过度劳累，以免发生心力衰竭。婴幼儿睡觉时尽量避免侧卧位，以避免形成鸡胸。

（3）预防上呼吸道感染，注意空气流通，天气变化及时添加衣服，避免到人群密集的地方。

（4）多食粗纤维食物,保持大便通畅,必要时给予缓泻剂,防止加重心脏负担。

（5）遵医嘱按时服药,不要擅自停药或减药。

（6）出院后1、3、6个月来院复查,有倦怠、发热等症状时,随时就诊。

第八节　冠状动脉粥样硬化性心脏病

冠状动脉粥样硬化性心脏病系指由各种原因造成的冠状动脉管腔狭窄,甚至完全闭塞,使冠状动脉血流不同程度地减少,心肌血氧供应与需求失去平衡而导致的心脏病,简称冠心病,亦称缺血性心脏病。冠心病在心血管内科的治疗方法为经皮腔内冠状动脉成形术（PTCA）和冠状动脉内支架植入术。外科主要以冠状动脉旁路移植术（CABG）为首选的有效治疗方法。它是一种通过使用自身血管（乳内动脉、大隐静脉、桡动脉）在主动脉和病变的冠状动脉间建立旁路,达到重建冠状动脉血流、恢复心肌供血目的的手术方法。

【评估/观察要点】

（1）专科情况,有无心前区疼痛、憋闷感、放射痛等症状。

（2）评估双下肢皮肤情况。

（3）观察有无围手术期心肌梗死、呼吸衰竭、昏迷等并发症的发生。

【护理诊断】

1.心排血量减少

与心功能差、血容量不足、心律失常、水电解质紊乱有关。

2.气体交换受损

与术后疼痛、胸廓活动受限或肺不张有关。

3.疼痛

与手术创伤有关。

4.活动无耐力

与心功能下降、手术创伤有关。

5. 潜在并发症

出血、心力衰竭、感染。

【护理措施】

1. 术前护理

(1) 了解患者思想状况,帮助其解除顾虑,树立信心。介绍疾病相关知识、术后带气管插管期间的注意事项,讲解各种管道的作用。

(2) 术前 3 周戒烟,避免受凉,反复呼吸道感染者,遵医嘱应用抗生素控制感染。

(3) 观察患者心绞痛发作的持续时间、频率、性质。遵医嘱给予抗心绞痛药、抗高血压药物、β 受体阻滞剂、洋地黄制剂及利尿剂等,并观察用药效果,心率控制在 60 ~ 80 次/min。

(4) 合并高血压者,血压控制满意后(<150/100 mmHg)方可实施手术;合并糖尿病患者,餐前血糖应控制在 3.9 ~ 6.1 mmol/L;合并高脂血症者,给予低脂饮食和降血脂药物治疗,使血脂明显下降后再手术;合并心功能不全者,术前应用洋地黄类药物及利尿剂,待心功能改善后再手术。

(5) 遵医嘱使用抗凝药物,术前 1 周停用阿司匹林,改用低分子量肝素皮下注射。

(6) 禁止双下肢静脉穿刺,以保证手术的安全使用,并指导患者进行腿部运动训练。

(7) 术晨 6 点遵医嘱口服 β 受体阻滞剂及钙通道阻滞剂(饮水 10 mL 左右),以减少心肌耗氧。

2. 术后护理

(1) 病情观察

1) 血压控制在(110 ~ 130)/(60 ~ 80) mmHg,平均动脉压在 70 mmHg 以上。对术前合并高血压的患者,术后血压控制在不低于术前血压 20 ~ 30 mmHg。心率维持在 80 次/min 左右,SpO_2 维持在 95% 以上,密切观察可能发生的各种心率(律)异常。

2) 观察血管扩张药物的效果及不良反应。

3) 术前合并肾功能损害者,补钾应慎重,维持水、电解质及酸碱平衡,维持血清钾在 4.5 mmol/L 左右;合并糖尿病的患者注意监测血糖,餐前血糖控制在 3.9 ~ 6.1 mmol/L,餐后<11.1 mmol/L。

4) 观察患肢循环、温度及颜色,将患肢抬高 15° ~ 30° 以利静脉回流,防止下肢静脉血栓形成。术后用弹力绷带加压包扎,6 h 后解开绷带,观察术侧肢体伤口有无渗血、渗液等,进行患肢的主动或被动活动。

5) 术后第 1 天拔除气管插管后开始口服阿司匹林,术后前 2 d 遵医嘱皮下注射低分子量肝素钙,观察使用抗凝药物的不良反应,如出现引流量增加、伤口渗血、皮肤出血、瘀斑等,及时报告医生。

(2) 体位:术后全麻清醒且生命体征平稳后,给予抬高床头 30° ~ 45° 半卧位。

(3) 保持呼吸道通畅:应定时进行雾化吸入,鼓励患者有效咳嗽、咳痰,定时翻身、叩背,必要时吸痰,保持呼吸道通畅,预防肺部感染及肺不张。

(4) 心包、纵隔引流管的护理:保持引流管的密闭性、无菌性;定时挤压引流管,每 30 ~ 60 min 挤压 1 次,保持引流管通畅,防止血块堵塞;观察引流液的颜色、性质、量,如连续 3 h,每小时多于 200 mL 时,存在活动性出血,及时汇报医生处理。

(5) 尿管的护理:严密观察每小时尿量及尿色,正常尿量>1 mL/(kg·h),如尿量<0.5 mL/(kg·h) 为少尿,必要时遵医嘱使用利尿剂。

(6) 使用血管活性药物时,要密切观察患者的生命体征变化,从低浓度、低速度开始,注意配伍禁忌。

(7) 疼痛护理:评估疼痛的程度,分散患者注意力,必要时遵医嘱使用镇痛泵或止痛药物。

(8) 饮食护理:拔除气管插管后 6 h 饮少量温开水,无恶心、呕吐、呛咳等不适进流质食物,术后以高蛋白、富含维生素、清淡易消化的饮食为主。

(9) 休息与活动:患者在麻醉未清醒前,护士给予被动按摩躯干和四肢;全麻清醒后,可在护士帮助下抬高下肢、做握拳练习及踝泵运动;术后 4 ~ 7 d 可在医师指导下进行床上活动;活动后无心慌、气促、呼吸困难者,可鼓励其逐渐下床活动,下床活动宜循序渐进,活动后,应将下肢抬高,促进下肢血液回流。

【并发症护理】

1. 出血

术后 24 h 内严密观察心包、纵隔引流液的颜色、性质、量,一旦发现异常,立即汇报医生。

2. 围手术期心肌梗死

观察心电图的 ST 段有无抬高或压低,及时检测肌酸激酶同工酶、肌钙蛋白、肌红蛋白,发现异常及时通知医生进行抢救。

3. 低心排综合征

低心排综合征是早期患者死亡的主要原因,应适当补充血容量,给予正性肌力药物微量泵入,根据血压调节药物用量;对于严重低心排者,尽早采用主动脉内球囊反搏术(IABP)。

4. 昏迷

观察患者神志及瞳孔变化,有无抽搐、清醒延迟,必要时遵医嘱及时脱水治疗并保持安静,减少搬动。

【出院指导】

(1)适当控制进食量,控制体重,进食低盐、低脂、低胆固醇、高纤维素食物,少吃动物脂肪及胆固醇含量较高的食物,如肥肉、动物内脏、蛋黄等。限制饮酒,少饮咖啡、浓茶,忌暴饮暴食,戒烟。

(2)养成良好的生活方式,作息规律,保证充足的睡眠,注意安静,避免与感冒或患病的人接触,避免被动吸烟。

(3)多饮水,多食新鲜蔬菜、水果,如黄瓜、香蕉、梨等。排便时勿用力过猛,必要时可使用开塞露或口服缓泻药。

(4)在医生指导下正确服用出院所带药物,知道服用的每种药物的名称和剂量。未经医生准许,勿擅自停用或加用药物。

(5)坚持功能锻炼,逐渐增加活动量。最初在室内和房间周围走动,逐步过渡到外出散步,以感觉不劳累为宜。恢复期内要避免胸骨受到较大的牵张,在手术后4~6周内穿弹力袜。

(6)术后定期复查心电图及血管超声,术后3~6个月复查,与医生保持联系,如有心绞痛发作或心功能不全等应及时到医院就诊。

第九节　主动脉夹层

主动脉夹层指主动脉内膜和中层弹力膜发生撕裂,血液进入主动脉壁中层,顺行和(或)逆行剥离形成壁间假腔,并通过一个或数个破口与主动脉真腔相交通。

【评估/观察要点】

（1）专科情况，有无突发剧烈的胸背部撕裂样疼痛、腹部疼痛，双腿苍白、无力、花斑，甚至截瘫等。

（2）观察患者有无出血、急性肾功能衰竭、意识障碍等并发症的发生。

【护理诊断】

1. 疼痛

与主动脉壁中层破裂、手术创伤有关。

2. 组织灌流不足

与血液涡流、血管真腔狭窄有关。

3. 心排血量减少

与术中出血、体外循环心肌细胞受损有关。

4. 水、电解质、酸碱失衡

与体外循环手术有关。

5. 清理呼吸道无效

与全麻气管插管、术后伤口疼痛不敢咳嗽有关。

6. 潜在并发症

血管破裂、出血、感染、低心排综合征、急性肾衰竭。

7. 体温过高

与术后炎症组织吸收有关。

8. 活动无耐力

与进食少、长期卧床、术后伤口疼痛有关。

【护理措施】

1. 术前护理

（1）心理护理：安抚患者情绪，向患者讲解疾病相关知识，告知患者绝对卧床休息，取得患者的配合。

（2）疼痛护理：及时应用吗啡、哌替啶、舒芬太尼等强效止痛药物控制患者疼痛，防止夹层破裂出血，疼痛持续加重时及时告知医生。

（3）严密监测生命体征，积极治疗高血压，血压控制在110/80 mmHg左右，心率控制在60~70次/min。遵医嘱合理使用药物并做好记录。

（4）观察足背动脉搏动和四肢活动情况；观察有无恶心、呕吐、腹痛、肠鸣音减弱、便血、尿量减少等；判断有无组织灌注不足。

（5）严密观察患者意识、瞳孔变化及对光反射、肢体活动情况，是否出现呼吸困难、烦躁不安、咳嗽等症状；评估主动脉夹层有无逆剥情况。发现异常及时报告医生。

（6）夹层在48 h之内随时有破裂的危险，应建立有效的静脉通路，备齐各种急救用品，便于及时有效地给药及抢救。

（7）术前做交叉配血试验、备皮，急诊手术。

2. 术后护理

（1）病情观察。

1）严密观察患者的神志、瞳孔变化，意识恢复后观察是否可以做指令性动作和自主活动的情况。对于苏醒延迟、神志不清或躁动的患者给予营养神经和脱水药物。

2）术后需多参数监测，根据血压的变化遵医嘱调整血管活性药物用量。将心率控制在60~70次/min，血压控制在（110~130）/（70~80）mmHg，避免血压过高引起吻合口出血，血压过低引起脑部缺血缺氧。

3）严密观察患者四肢末梢动脉搏动情况，末梢皮肤的温度、色泽。每2 h测量四肢血压1次，每6 h测量腹围1次，记录并与之前对比，若差距大，及时通知医生，进行对症处理。

（2）体位：术后全麻清醒且生命体征平稳后，给予抬高床头30°~45°半卧位。

（3）保持呼吸道通畅：应定时进行雾化吸入，鼓励患者有效咳嗽、咳痰，定时翻身、机械深度排痰，必要时吸痰，保持呼吸道通畅，预防肺部感染及肺不张。

（4）心包、纵隔引流管的护理：保持引流管的密闭性、无菌性；定时挤压引流管，每30~60 min挤压1次，保持引流管通畅，防止血块堵塞；观察引流液的颜色、性质、量，如连续3 h，每小时多于200 mL时，存在活动性出血，及时汇报医生处理。

（5）尿管的护理严密观察每小时尿量及尿色，正常尿量>1 mL/（kg·h），如尿量<0.5 mL/（kg·h）为少尿，必要时遵医嘱使用利尿剂。

（6）使用血管活性药物时，要密切观察患者的生命体征变化，从低浓度、低速度开始，注意配伍禁忌。

（7）疼痛护理:评估疼痛的程度,分散患者注意力,必要时遵医嘱使用镇痛泵或止痛药物。

（8）饮食护理:气管插管期间,当肠蠕动恢复后,可进行鼻饲营养;拔除气管插管后6 h饮少量温开水,无恶心、呕吐、呛咳等不适进流质食物,术后以高蛋白、富含维生素、易消化的饮食为主。

（9）休息与活动:患者在麻醉未清醒前,护士给予被动按摩躯干和四肢;全麻清醒后,可在护士帮助下抬高下肢、做握拳练习及踝泵运动;术后4～7 d可在医师指导下进行床上活动;活动后无心慌、气促、呼吸困难者,可鼓励其逐渐下床活动,下床活动宜循序渐进,活动后,应将下肢抬高,促进下肢血液回流。

【并发症护理】

1. 出血

观察引流液及伤口渗血的情况,在保证足够的组织灌注情况下,控制血压可有效地防止出血。如短期内引流液突然增加,及时通知医生,配合医生积极做好二次开胸止血的准备。

2. 急性肾功能衰竭

观察尿量是否<0.5 mL/(kg·h)或<30 mL/h,如出现肾功能衰竭现象,及时配合医生用药,必要时进行血液透析。

3. 意识障碍

严密观察患者意识状态,有无苏醒延缓及抽搐、昏迷等症状。术中和术后根据病情变化采取以头部降温为主(戴冰帽)的措施。术后遵医嘱使用20%的甘露醇125 mL每12 h 1次,30 min内快速输入,同时给予激素减轻脑水肿,并观察用药效果。

【出院指导】

（1）以休息为主,活动量要循序渐进,注意劳逸结合。

（2）进食高蛋白、低脂肪、低胆固醇、高纤维食物。改变不良生活习惯,如吸烟、酗酒,多吃新鲜蔬菜和水果及含粗纤维的食物,以保持大便通畅。

（3）教会患者及家属测血压、心率的方法。

（4）如有金属支架,向患者讲解远离高磁场所的重要性。

（5）向患者讲解服用抗凝药的重要性和必要性,嘱患者遵医嘱服用抗凝药及降压药,保持良好的心理状态,避免情绪波动。

(6)出院后1个月内返院复查1~2次,若出现胸、腹、腰痛随时来院就诊。

第十节　心脏瓣膜病

心脏瓣膜病是指二尖瓣、三尖瓣、主动脉瓣和肺动脉瓣的瓣膜因风湿热、黏液变性、退行性改变、先天性畸形、缺血性坏死、感染或创伤等出现了改变,影响了血流动力学,从而造成心脏功能异常,最终导致心力衰竭的单瓣膜或多瓣膜病变。

【评估/观察要点】

(1)专科情况,有无活动后心慌、气短、疲乏和倦怠、活动耐力明显减低、劳力性呼吸困难或夜间阵发性呼吸困难、双下肢水肿,甚至无法平卧休息等症状。

(2)观察有无心律失常、低心排综合征、栓塞、感染等并发症的发生。

【护理诊断】

1.疼痛

与手术创伤有关。

2.组织灌流不足

与血液涡流有关。

3.心排血量减少

与术中出血、体外循环心肌细胞受损有关。

4.水、电解质、酸碱失衡

与体外循环手术有关。

5.清理呼吸道无效

与全麻气管插管、术后伤口疼痛不敢咳嗽有关。

6.潜在并发症

血管破裂、出血、感染、低心排综合征、急性肾衰竭。

7.体温过高

与术后炎症组织吸收有关。

8. 活动无耐力

与进食少、长期卧床、术后伤口疼痛有关。

【护理措施】

1. 术前护理

（1）了解患者思想状况，帮助患者解除顾虑，树立信心。介绍疾病相关知识、术后气管插管期间的注意事项，讲解各种管道的作用。

（2）避免受凉，反复呼吸道感染者，遵医嘱应用抗生素控制感染。

（3）遵医嘱使用强心（洋地黄制剂）、利尿、扩血管药物，适当补充维生素，维持电解质平衡。根据病情、血钾指标给予静脉输注极化液。

（4）观察有无关节肿痛及下肢水肿。

（5）观察有无心悸、气促。

（6）观察体温变化，有无风湿活动或感染性心内膜炎表现。

（7）安全保护：对于主动脉瓣病变患者应注意观察其有无心绞痛及晕厥等症状，特别应嘱咐主动脉狭窄的患者少活动，避免情绪激动。值班护士应重点巡视这类患者，以防跌倒甚至猝死发生。

2. 术后护理

（1）病情观察。

1）严密监测心率（律）、血压的变化，给予正性肌力药物和血管扩张药以及强心、利尿药物治疗。

2）准确记录出入量，术后早期每天的液体入量控制在 1 500～2 000 mL 为宜。补液速度不宜过快，以免加重心脏负担。

3）严重低心排者可考虑主动脉内球囊反搏（IABP）治疗。

4）术前因患者常伴有肺动脉高压或反复肺部感染、肺间质水肿、肺纤维化等，加之体外循环的影响，术后肺功能会受到不同程度的损害，应做好呼吸道护理，防止肺部并发症。

5）风湿性心脏病伴有心房颤动、栓塞史的患者，术后应注意肢体活动情况并注意功能锻炼。

6）行生物瓣膜置换术患者，抗凝治疗时间为 3～6 个月，机械瓣膜置换术后需终身抗凝。观察患者有无出血倾向，如皮下出血点、血痰、鼻出血、血尿、女性患者月经增多或异常等,定时进行凝血酶原时间及活动度测定。

（2）体位:术后全麻清醒且生命体征平稳后,给予抬高床头30°~45°半卧位。

（3）保持呼吸道通畅:应定时进行雾化吸入,鼓励患者有效咳嗽咳痰,定时翻身、机械深度排痰,必要时吸痰,保持呼吸道通畅,预防肺部感染及肺不张。

（4）心包、纵隔引流管的护理:保持引流管的密闭性、无菌性;定时挤压引流管,每30~60 min挤压1次,保持引流管通畅,防止血块堵塞;观察引流液的颜色、性质、量,如连续3 h,每小时多于200 mL时,存在活动性出血,及时汇报医生处理。

（5）尿管的护理:严密观察每小时尿量及尿色,正常尿量>1 mL/(kg·h),如尿量<0.5 mL/(kg·h)为少尿,必要时遵医嘱使用利尿剂。

（6）使用血管活性药物时,要密切观察患者的生命体征变化,从低浓度、低速度开始,注意配伍禁忌。

（7）疼痛护理:评估疼痛的程度,分散患者注意力,必要时遵医嘱使用镇痛泵或止痛药物。

（8）饮食护理:气管插管期间,当肠蠕动恢复后,可进行鼻饲营养;拔除气管插管后6 h饮少量温开水,无恶心、呕吐、呛咳等不适进流质食物,术后以高蛋白、富含维生素、易消化的饮食为主。

（9）休息与活动:患者在麻醉未清醒前,护士给予被动按摩躯干和四肢;全麻清醒后,可在护士帮助下抬高下肢、做握拳练习及踝泵运动;术后4~7 d可在医师指导下进行床上活动;活动后无心慌、气促、呼吸困难者可鼓励其逐渐下床活动,下床活动宜循序渐进,活动后,应将下肢抬高,促进下肢血液回流。

【并发症护理】

1. 心律失常

术后持续心电监测,严密监测心律、心率及心电图的其他变化,监测血电解质和动脉血气分析,特别是合并低血钾的患者。出现心律失常时,迅速查找原因并纠正诱因,出现多发性室性期前收缩或室性心动过速,往往是出现心室颤动的危险信号,及时查找原因并遵医嘱对症处理。

2. 低心排综合征

密切监测血压、心率、中心静脉压、尿量、肢体温度及颜色变化,建立两条以上静脉通路,记录每小时尿量,保持出入量平衡,保证充足的血容量,避免加重心脏负担。

3. 栓塞

术后 2 周内每天定期查凝血酶原时间。观察有无栓塞征象,严密观察患者意识、瞳孔、精神状态,有无短阵抽搐并伴有记忆丧失等癫痫发作症状。同时观察各器官、全身皮肤、黏膜有无出血倾向,有无血尿、便血,肢体有无疼痛、麻木感,远端动脉搏动有无减弱或消失等,如发现异常应立即通知医生给予对症处理。

4. 感染

遵医嘱合理应用抗生素,防止感染性心内膜炎的发生。注意患者有无高热、厌食、精神萎靡不振、消瘦等症状,并执行针对性的用药治疗及护理。

【出院指导】

(1)遵医嘱定时服用华法林,要求每天固定在同一时间服药,剂量准确。嘱患者随身携带个人健康卡,卡片上写明患者的姓名、地址、使用药物名称、药物剂量和心脏瓣膜置换术内容,一旦出现紧急情况便于抢救。

(2)服用抗凝药要定期复查凝血酶原时间和活动度,早期每 1 ~ 2 周复查 1 次,稳定后可每 3 个月复查 1 次。抗凝适度的标准为:凝血酶原时间 18 s 左右,活动度 35% 左右,国际标准化比值 2.0 ~ 2.5。在服药期间,如需服用其他药物,应注意该药是否对抗凝药有影响。增加或减少抗凝药的剂量应由有经验的医生指导,避免抗凝药物剂量不够或过量,出现栓塞或出血、皮炎或脱发、发热、恶心、呕吐、肠痉挛、子宫出血(月经增多或异常)等。

(3)使用抗凝剂的注意事项如下。

1)生物瓣置换术后,需抗凝治疗 3 ~ 6 个月;机械瓣膜置换术后,需终生抗凝治疗。

2)及时发现鼻腔出血、牙龈出血、血尿、腹痛、昏迷等抗凝剂过量征象。

3)了解能减弱抗凝作用的药物,如苯巴比妥、卡马西平、雌激素、口服避孕药等。

4)了解能增强抗凝剂作用的药物,如广谱抗生素(使维生素 K 合成减少)、氯霉素、奎尼丁、阿司匹林、二甲双胍、甲硝唑等。

5)少吃含维生素 K 高的食物,如菠菜、胡萝卜、番茄、白菜、菜花、蛋、猪肝等。

(4)瓣膜置换患者出院后需遵医嘱继续服用强心、利尿、补钾药物,不可随意停药、换药或增减药量。服药时应进行自我观察,如脉率<60 次/min,应立即停用地高辛,到医院就诊。

(5)加强营养,少量多餐,多食高蛋白、高热量、高维生素、易消化的食物,禁食辛辣刺激性食品。

(6)出院后每2周来院复查1次,3个月后每4周1次,若凝血酶原时间不稳定,仍应每周2次来院复查1次,3个月后每4周1次。若凝血酶原时间仍不稳定,应每周1~2次测定凝血酶原时间。

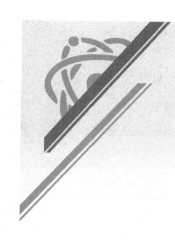

附　录

附录一　俯卧位通气护理

【概述】

1. 定义

利用翻身床、翻身器或人工徒手操作,使机械通气患者在俯卧位的情况下进行通气,主要用于改善氧合、降低气道峰压。其作用机制是增加功能残气量,改善膈肌运动方式,有利于分泌物引流,改善肺部的通气血流灌注,减少纵隔和心脏对肺的压迫,改善肺的顺应性。建议每天不少于 12 h。

2. 原理

仰卧位时,由于重力作用,痰液聚积于肺底,不利于向气道方向引流,背部血流更丰富,但通气不足导致通气血流比例失调,背侧部分肺液受重力及心脏压迫,肺体积缩小,通气减少。俯卧位时,重力作用帮助痰液向大气道方向引流,同时背部肺泡重新开放,肺部通气量增加,通气血流比例得以改善,从而达到改善氧合、高碳酸血症、右心功能,利于肺保护性通气策略的实施的目的。

3. 禁忌证

如脊柱不稳定性骨折、高危肺栓塞、颅内压增加。严重血流动力学不稳定的,应综合考虑,酌情予以实施。

4. 适应证

严重的低氧血症、常规机械通气不能纠正的低氧血症。

【评估/观察要点】

(1)评估患者血流动力学、镇静状态,气道、胃肠道、管道及皮肤状况,保证安全。

(2)物品及人员准备:清洁床单2个、软枕5个、电极片、护理垫。

【操作流程】

1.操作前准备

暂停肠内营养液1 h并回抽胃管,吸净患者口鼻腔及气道分泌物,夹闭引流管妥善固定,保持呼吸道通畅,连接密闭式吸痰装置,对受压部位予以减压敷料保护。

2.目的

将患者由仰卧位改为俯卧位。一般需要5~6人参与俯卧位通气的操作实施。信封状卷起床单—右侧平移—左侧翻转90°侧立—再翻转90°仰卧—移至床正中,俯卧位完成。

3.人员分工

1站位人员立于患者床头,负责头部管道的管理并指挥。床两侧各站2人(2、3、4、5站位):2站位人员在患者右上侧,负责深静脉通路的管理;3站位人员在患者左侧,负责导联线及血氧饱和度监测仪的连接;4站位人员负责右侧引流管的管理;5站位人员负责左侧引流管的管理。6站位人员负责观察生命体征及摆放软枕。放平床头、床尾,置于去枕平卧位,卸床挡,4、5站位人员排空引流袋并妥善放置。

4.实施过程

1站位人员右手托住患者头部,左手固定气管插管。2站位人员检查静脉通路及整理,3站位人员分离心电监护导线。4、5站位人员夹闭该侧引流管置于患者手臂旁,6站位人员将软枕横放于患者胸前、骨盆、膝关节处,护理垫放于会阴部,平铺另一清洁床单于患者上方。左右两边双层床单向里卷紧呈信封状,平移患者至床右侧,向床左侧翻转90°,侧立。再翻转90°俯卧,将患者移至床正中,头偏向一侧。1站位人员确认气管插管的深度及呼吸机管路的整理,2站位人员整理静脉通路,3站位人员整理导线连接心电监护,4、5站位人员整理各引流管妥善固定及放置,打开引流。将患者双腿自然平放,足踝部垫软枕,给予盖被保暖,右上肢弯曲置于头上方,左上肢置于患者左侧身旁。每2 h更换体位,将头偏向另一侧,左右上肢轮替摆放。

5.操作后护理

妥善固定各管路,评估皮肤,遵医嘱恢复管道,清洁颜面部,记录生命体征。

【护理措施】

(1)俯卧位通气期间密切观察患者生命体征变化及耐受情况,适时吸痰,监测血气等实验室指标,观察俯卧位通气效果。保持各管道通畅、在位并妥善固定。

(2)根据患者情况及时调整镇静用量,每2h转动头部(双人操作),防止颜面部水肿及角膜损伤;定时检查上肢摆放位置,预防神经麻痹或关节僵硬,注意保护患者受压部位;妥善固定管道,防止管道受压、打折,脱落;观察并及时调整身体下软枕的位置及斜坡卧位的角度。

(3)注意观察并预防并发症的发生,如低血压、气胸、青光眼、压疮、气管插管阻塞、反流、误吸。

【并发症护理】

1.意外脱管

妥善固定管道,定时观察管道的通畅及在位情况。

2.压疮

定时改变俯卧位的姿势,2h更换翻身垫及转动头部。

【健康教育】

(1)进行俯卧位通气前与患者及家属进行有效沟通,使其了解治疗的必要性,征得家属及患者的同意,取得患者的配合。

(2)俯卧位通气过程中安慰患者,减轻患者思想负担,增强患者战胜疾病的信心。

附录二　心包、纵隔引流管的护理

心脏术后常规放置心包、纵隔引流管,排出纵隔腔、心包内积液、积血、积气,预防纵隔移位,促进肺扩张,防止造成心脏压塞引起心搏骤停等并发症。

1.妥善固定引流管

避免扭曲、打折,引流瓶要低于引流管口 60 cm,距地面 10 cm。

2.保证负压,充分引流

负压引流管腔充盈时,定时挤压负压腔,特别是术后 12 h 内,每 30～60 min 挤压 1 次。应用止血药物后特别注意挤压引流管,以免管口被血凝块堵塞造成心脏压塞。经常变换体位,以利于引流。

3.密切观察引流液的颜色、性质及量

心脏手术后 2～3 h 内引流量较多,3 h 后引流量逐渐减少,颜色由鲜红色变为淡红色,呈浆液性。若引流量突然增多,可遵医嘱检查激活全血凝固时间(ACT)、血栓弹力图等。若引流液的量>4 mL/(kg·h),无减少趋势,颜色为鲜红色或暗红色,性质黏稠,易凝,且患者有心率增快、血压降低、末梢潮凉,则为胸腔内活动性出血,需再次开胸止血。若引流量偏多且有凝血块,突然减少或引流不畅,挤压引流管无效,且患者烦躁、心率增快、血压降低、中心静脉压升高,首先考虑为急性心脏压塞的早期征兆,通知主管医生做出紧急处理。

4.更换引流瓶

严格无菌操作,常规每 3 d 更换引流瓶。如出现引流瓶破裂或引流管脱出时,应立即夹闭引流管,捏闭患者引流管伤口处的皮肤,并用凡士林纱布封闭伤口,通知医生,更换装置或进行其他相应的处理。

5.拔管

24 h 内引流量小于 50 mL,可考虑拔除引流管。备齐用物,配合医生迅速拔管。拔管后密切观察生命体征,听诊呼吸音,观察患者是否出现皮下气肿、漏气、出血、渗液、气促、胸闷等情况,如果出现异常立即报告医生给予相应的处理,拍摄床旁 X 射线片,并追查结果。

附录三　补钾方法与高钾血症处理原则

1.补钾公式

缺钾量(mmol/L)=［理想值(mmol/L)－测得值(mmol/L)］×0.3×体重(kg)

理想值即欲达到的结果,风湿性心脏病患者为 5.0 mmol/L,先天性心脏病患者为 4.0～4.5 mmol/L,冠心病患者为 4.5～5.0 mmol/L。10% 的氯化钾 10 mL 即含 1 g 钾,约等于 13.33 mmol 钾。

2. 补钾注意事项

(1)绝对禁止静脉注射氯化钾。

(2)单位时间内输入含钾液不可过快、过多,以免导致高钾血症。成人每小时补钾量不宜大于 20 mmol/L,小儿以 0.2～0.5 mmol/(kg·h)的速度补充。

(3)高浓度的含钾液应从深静脉输注,专一管道。不能从浅静脉输注,以免引起静脉炎。

(4)尿少或肾功能衰竭患者,易导致高钾血症,需补钾时要慎重。

(5)若用高浓度含钾液,每次配制量不可过多,以免输入过量的氯化钾,引起高钾血症。

(6)一般先补缺钾量的一半,复查血钾后调整补钾浓度,以免补钾过量导致高钾血症。

(7)低钾血症伴有碱中毒时,纠正碱中毒有利于纠正低钾血症。

(8)低钾血症伴有酸中毒时,应先补充钾盐后再纠正酸中毒,以免纠正酸中毒后血钾更低。

(9)口服补钾最安全,能进食的患者首选口服补钾。

3. 高钾血症的处理原则

(1)立即停止一切钾盐的摄入。

(2)用钙剂迅速对抗高钾对心肌的抑制作用。可用 10% 的葡萄糖酸钙,成人 10～20 mL 稀释后缓慢静脉注射,儿童按体重相应减少。

(3)碱化血液,促使血清钾迅速向细胞内转移。成人可用 5% 的碳酸氢钠液 30～100 mL 静脉注射或静脉滴注,其用量应根据病情而定。

(4)用 25% 葡萄糖注射液 200 mL 加胰岛素 12 U 缓慢静脉滴注或用微量泵输注,当葡萄糖转化为糖原时,能将钾离子转移至细胞内。

(5)迅速利尿,根据体重使用合理剂量的呋塞米静脉注射,使钾离子随尿液排出。肾功能衰竭者做腹膜透析或血液透析,可降低血清钾浓度。用药后及时复查血清钾,观察动态变化。

附录四　血管活性药物配制方法和使用注意事项

1. 常用血管活性药物配制方法

(1) 多巴胺、多巴酚丁胺:配制时将多巴胺、多巴酚丁胺按 3 mg×体重(kg)加入 5% 葡萄糖注射液或 0.9% 氯化钠注射液中溶至 50 mL,即 1 mL/h＝1 μg/(kg·min);或 6 mg×体重(kg)加入 5% 葡萄糖注射液或 0.9% 氯化钠注射液中溶至 50 mL,即 1 mL/h＝2 μg/(kg·min)。

(2) 硝酸甘油、米立农、硝普钠、胺碘酮、酚妥拉明:配制时将多巴酚丁胺按 0.3 mg×体重(kg)加入 5% 葡萄糖注射液或 0.9% 氯化钠注射液中溶至 50 mL,即 1 mL/h＝0.1 μg/(kg·min);或 0.6 mg×体重(kg)加入 5% 葡萄糖注射液或 0.9% 氯化钠注射液中溶至 50 mL,即 1 mL/h＝0.2 μg/(kg·min)。

(3) 盐酸肾上腺素、去甲肾上腺素、异丙肾上腺素:配制时将盐酸肾上腺素、去甲肾上腺素、异丙肾上腺素按 0.03 mg×体重(kg)加入 5% 葡萄糖注射液或 0.9% 氯化钠注射液中溶至 50 mL,即 1 mL/h＝0.01 μg/(kg·min);或 0.06 mg×体重(kg)加入 5% 葡萄糖注射液或 0.9% 氯化钠注射液中溶至 50 mL,即 1 mL/h＝0.02 μg/(kg·min)。

2. 使用硝普钠的注意事项

(1) 使用前应注意补充血容量,按公式计算出药物剂量。

(2) 本品对光敏感,溶液稳定性较差,输注药液应现配现用并注意避光,使用时常规每 8 h 更换一次。新配制药液呈淡棕色,如变为暗棕色、橙色或蓝色,应弃去。肾功能不全的患者使用硝普钠超过 48～72 h,应每天测定血浆中氰化物或硫氰酸盐的浓度。

(3) 静脉泵入药物时应从深静脉输注,单一管道。速度要恒定,避免意外地加快或中断,禁止快速输注,以免引起血压骤降。

(4) 密切观察血压、末梢循环、中心静脉压等变化,以及有无恶心、呕吐、出汗、头痛及心悸等症状,按医嘱对症处理并详细记录。

(5) 更换注射器和调节用量时应迅速准确,撤离药物应逐渐减量,维持病情稳定。

附录五　中心静脉压测量方法与测压管的护理

中心静脉压(CVP)测定是经颈内静脉或锁骨下静脉,将导管插入上腔静脉或者右心房;或经股静脉插入下腔静脉或右心房,测量中心静脉内的压力。CVP是反映右心房充盈压和血容量的客观指标,有助于调节补液速度和估计血容量,正常值为 5 ~12 cmH_2O。也可经此管道输注高渗或有刺激性的液体,如静脉高营养液、高浓度氯化钾等。

1. CVP 的测量方法

(1)调零点为患者的右心房,即在腋中线与腋前线之间第4肋的交点处。

(2)中心静脉插管通过压力传感器连接于监护仪上,将三通方向调至换能器与大气相通的位置,此时换能器与心脏在同一水平。

(3)当监测仪上压力数字为"0"时,调转三通方向,将患者与换能器相通,此时监护仪上可出现所测的动脉压力数值及压力波形。

2. CVP 测压管的护理

(1)保持中心静脉压管路通畅,谨防血块堵塞管腔。

(2)每30 ~60 min 测 CVP 1 次,并根据病情随时测定,同时做好记录。

(3)患者躁动、咳嗽、呕吐、抽搐或用力时,均影响 CVP 水平,应在患者静息时测定,体位改变时要重新调零点。

(4)测压通路不能输入或滴注升压药、血管扩张药等,以免测压时药物输入中断或输入过快引起病情变化。

(5)严格无菌操作,中心静脉压测压管的延长管每天更换 1 次,穿刺部位每周用碘伏消毒并更换覆盖透明贴膜。如果有渗血、贴膜卷边等及时更换。

(6)病情稳定后按医嘱尽早拔除中心静脉压测压管。

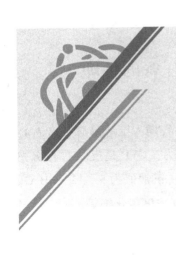

参考文献

［1］俞柳蓉.肋骨骨折内固定术前后的护理［J］.健康必读,2010(9):87.

［2］王菊蓉,郭浪.婴幼儿室间隔缺损合并肺动脉高压的术后护理研究［J］.临床医学工程,2014,21(11):1481-1482.

［3］段宏娜.胸腔镜下行肺叶切除术的护理要点分析［J］.中国现代药物应用,2018,12(13):172-173.

［4］吕君,沈谢冬.成批创伤性窒息患者心理危机及护理干预［J］.护理学杂志,2018,33(6):81-83.

［5］徐宏耀,吴信.心脏外科监护［M］.2版.北京:人民军医出版社,2007.

［6］陈子英,檀振波.心胸外科手术并发症［M］.北京:军事医学科学出版社,2012.

［7］王建荣,周玉虹.外科疾病护理指南［M］.北京:人民军医出版社,2012.

［8］周秀芳.食管癌外科护理［M］.郑州,河南科学技术出版社,2015

［9］褚秀美,祝凯,魏丽丽.胸外科临床护理手册［M］.北京:人民卫生出版社,2015.

［10］李乐之,路潜.外科护理学［M］.6版.北京:人民卫生出版社,2017.